打造 007·美國隊長·奇異博士的特訓

好萊塢頂尖教練的

5-2
鍛鍊計畫

5種鍛鍊動作×2分鐘有氧，
打造好萊塢巨星絕佳體態&體能的
超強訓練法

INTELLIGENT
FITNESS

THE SMART WAY TO REBOOT YOUR
BODY AND GET IN SHAPE

SIMON WATERSON
西門·瓦特森／著

致謝

　　多年來與我共事過的每個人都以某種方式為這本書做出了貢獻。演員們並不知道，他們給我的訓練就像我給他們的訓練一樣多。我特別感謝丹尼爾‧克雷格為本書撰寫前言，並從一開始就鼓勵我撰寫本書。攝影師格雷格‧威廉姆斯（Greg Williams）是個天才，他非常慷慨地提供本書部分龐德的幕後照片，並為我拍攝了封面照片。非常感謝馬克‧霍奇金森（Mark Hodgkinson）幫助我修飾文字，感謝喬‧斯坦所爾（Jo Stansall）、薩斯基亞‧安格能（Saskia Angenent）和 Michael O'Mara Books 團隊成員的鼓勵和支持。我還要感謝 David Luxton Associates 的尼克‧沃爾特斯（Nick Walters）、大衛‧拉克斯頓（David Luxton）和瑞貝卡‧溫菲爾德（Rebecca Winfield）在整個製作過程中展現出的精力與熱情。

好萊塢明星一致推薦

「與西門合作是你最接近真正做個超級英雄的時候,從某種意義上來說,能讓人的身體健康達到絕對高峰。在某些極富挑戰的時刻,感受到難以置信的強大。」

——班奈迪克‧康柏拜區（BENEDICT CUMBERBATCH）

「西門與眾不同的地方不是他的職業道德,當然他的職業道德與我曾經合作過的任何教練都一樣高尚;也不是他用自己過去十年中不斷發展的創新健身方法,幫助我適應四十多歲中年人的挫折,並試圖讓我在世界舞台上保持巔峰的表現,因為這些都是你期待一位好萊塢頂尖教練應該具備的特質。對我而言,西門最讓人記憶深刻的地方在於他的平易近人與溫暖,還有我們過去數年相處的私人時光。他是一位真正的夥伴,他不僅會安排課程時間及計算運動次數,還會與你一同健身、鼓勵並挑戰你,而且在訓練結束後還願意與你交談,讓你開懷大笑與放鬆聊天。」

——克里斯‧普瑞特（CHRIS PRATT）

「西門擁有一套非常強烈的人生觀,即美學是表演的副產物,我認為這很有道理。他提供的資訊易於理解且適用,而且能夠讓我達成目標,甚至是超越目標。他給了我生理上的信心去承擔那些角色。他也是一個很棒的人,我非常喜歡與他共事。」

——路克‧伊凡斯（LUKE EVANS）

「成果不只來自於努力工作，還要聰明工作。因為西門的幫助，我得以在多部動作系列電影中維持高水準的健康與體能，而且沒有受傷或遭受痛苦。在娛樂產業中，許多人都全然的信任他，而我也是其中之一。令人興奮的是，西門經過驗證的策略，現在可供所有人使用。」

——布萊絲·達拉斯·霍華（BRYCE DALLAS HOWARD）

「西門極度嚴謹與勤奮，總是事先準備且準時。他永遠尊重他人、細心且善良。他知道何時該努力工作，何時該要求更多一些，以鼓勵你走出你的舒適圈，他真的教了我非常多。」

——湯姆·希德斯頓（TOM HIDDLESTON）

「過去如果你告訴我，四十一歲時我會處於生命中的最佳狀態，我一定會說你瘋了。西門不僅改變我的健身模式，還在訓練過程中改變我的整體心靈。很多人在健身、塑身時，都像是在進行一次性的交易，達到一個完美數字、慶祝，接著又重拾舊習慣、打回原形，但是在西門的帶領下，卻能為身心帶來全面的感受。在他眼裡『結果』只是這段健身旅途中的其中一小部分而已。從飲食、有氧運動到舉重和復原治療，西門都非常注意且逐步推動身體的改造，而不只是體重或外表的變化，他讓你親眼目睹塑身和變健康之間的巨大差異。」

——約翰·卡拉辛斯基（JOHN KRASINSKI）

「西門，與你合作永遠都是那麼愉快。不僅僅是因為你是最好的教練，也因為你是最有趣的。你總是令我開懷大笑，對於腹肌來說，沒有什麼是比大笑更好的訓練了！」

——蕾雅·瑟度（LÉA SEYDOUX）

打造龐德的幕後推手

—— 丹尼爾・克雷格（DANIEL CRAIG）

　　如果沒有西門的幫助與指導，我絕對無法成功扮演詹姆士・龐德（James Bond）十五年。清晨五點在潮濕風又強的松林製片廠（Pinewood Studios）開拍、在世界各地充滿異國風情的場景進行連續十二小時的夜景拍攝、冒險地懸吊在搖晃不穩的車輛後方……，不管何時何地，西門總是在我身邊。

　　龐德身為祕密探員，理所當然會受到各種考驗，而西門總是會在一旁提供適時的幫助與支持。西門會做好一切準備，也會在我的膝蓋或手肘關節出現問題時及時修復，當這些無可避免的傷害發生後，他總是會花費許多心力幫我復健與治療。

　　在我主演五部龐德電影期間，西門身為一位訓練夥伴兼教練，他總是在健身房中陪伴我進行所有他要求我的運動。因為西門一直在我身旁，所以他瞭解我為了塑造龐德身材所經歷的一切。

　　西門的好奇心、承諾、謙卑和樂於學習，使他成為了一位如此獨特又才華洋溢的教練。在龐德的電影中擔任主角是極其珍貴的經驗，我第一次與西門吃晚餐時，我們談到我希望這個角色看起來的外觀與動作，那天晚上認真做著筆記的西門，說我用了「令人印象深刻（imposing）」這個字。

為了扮演龐德，我需要大量的體能，而且每日都需要維持高度的精力，並保持此狀態好幾個月，還好有西門在一旁提供協助，在訓練我之前，他已經訓練過皮爾斯・布洛斯南（Pierce Brosnan）主演的龐德。

　　我拍攝第一部龐德電影《007 首部曲：皇家夜總會》當時是三十多歲，拍攝到第五部《007：生死交戰》時，已經五十多歲了。每一次西門都會透過緩慢且逐漸增強的前期訓練，來確保我具備扮演龐德所需的條件。

　　雖然拍攝《007：生死交戰》前，西門給了我比前幾部龐德電影更長的時間準備（大概一年左右），但是我們兩人仍然像拍攝《007 首部曲：皇家夜總會》以及其他三部龐德電影一樣，戰戰兢兢、充滿野心。

　　我們不願意用年齡當作降低標準的藉口。事實上，我相信從拍攝的第一天起，我就如同以往一樣的健壯。每部龐德電影，我都希望盡我所能地做出驚險動作，這個目標因為西門的健身方法，以及他對於我的恢復、營養和訓練皆同等重視而化為可能。與西門一同共事是我的榮幸。

目錄

簡介
像電影明星般的動作、
感受、睡眠與恢復

掃描影片，觀看
西門教練的解說

　　從《侏儸紀世界》、《印第安納瓊斯》到《復仇者聯盟》、《玩命關頭》，我把演員轉變成運動員已經超過了二十五年的時間。身為電影界中的健康與健身教練，我與演員們合作，讓他們能夠表現出電影中最具代表性和運動能力的角色。

　　利用我的「5-2訓練法」，很幸運地成功改造許多一流電影中的演員們。我幫助丹尼爾・克雷格飾演五部詹姆士・龐德，從《007首部曲：皇家夜總會》一直到《007：生死交戰》。我把克里斯・伊凡（Chris Evans）轉變成美國隊長，這是漫威電影宇宙（Marvel Cinematic Universe）中最早期的電影之一，我的任務是把漫畫書中的超級英雄轉化成真人的形象。我也在第一部《星際異工隊》電影中與克里斯・普瑞特（Chris Pratt）合作，這是另一部漫威作品，其關鍵美學的鏡頭側重於演員的體格。在《星際大戰》（Star Wars）的片場中，有個笑話是該系列電影應該更名為《水療美容大戰》（Spa Wars），因為其中許多演員都接受了我和我的團隊所提供的訓練與保健服務。

　　如果我沒有過去七年海軍陸戰隊員的經歷，我想我不會從事這份工作。在軍隊中，要看出一個團隊或單位有多精壯，取決於其中最弱成員的程度，因而讓我發現自己有多麼喜愛幫助他人改善及達成其健身目標。

這種感覺在我作為健身教練的職業生涯中一直伴隨著我，幫助演員成就他們在螢幕上的工作，同時促進他們生活中的健康與福祉，實在是帶給我很大的滿足感，甚至比起實現我自己個人的健身目標還要令人感到滿足。

離開軍旅生活後，我成為了一位教練並且開始替健身雜誌撰寫文章，這就是我吸引《007》製片人注意的原因。1990 年代末期，我與皮爾斯‧布洛斯南在《007：縱橫天下》中合作，這是我參與的第一部龐德電影。

人們現在對演員生理上的期望比以往任何時期都還要高。確實，健身這個行業與我訓練皮爾斯那時候差異極大。當時，健身只是電影界的次要部分，現在卻成為大部分作品的核心，尤其是大場面的動作電影，如龐德和漫威系列，這類電影不再是演員現身並演出就好，除了背好台詞和成功表演外，演員們現在還被期待要展現出貼切的外型，同時在整個拍攝期間都維持著相同的健康與生理條件。

很不幸地，強健的身體無法靠演戲，沒有任何特殊效果可以幫助你達到此目標。這就是電影製片廠聯絡我的原因——為這些演員的健康和福祉負責，讓他們在長時間的拍攝期間不要受傷或生病。我的工作是使演員有效率且安全地從事他們的工作。身為一名演員，如果你有幾週或更長的時間無法參與拍攝，對製片廠來說可能是非常昂貴的支出。

過去，我對於自己參與過哪些電影拍攝一直都相當低調，但是在許多過往合作過的一線演員積極鼓勵下，我將首次分享我所使用的高效訓練法，我也希望我的方法將幫助你達成自己的健身目標。

從一般人到龐德

　　這絕對不是一本超艱難、讓你心生畏懼的健身手冊。本書的目的是為了幫助每個人，不管你的程度、能力如何，也不分性別年齡，都可以建立出一個切合且實用的專屬指引。擁有健康的身心，不應該只屬於片場中的電影明星。在後續的章節中，我將提供你在生活中就能享受到健康與健身所需的所有引導與鼓勵。

　　身為觀眾，我們拿著爆米花坐在電影院裡，享受幾個小時的影視娛樂。但是你可能不明白要變成龐德並打造成其外型，同時演出該角色和講述劇情需要多少個月的紀律與奉獻。想要成功扮演龐德，不可能完全不用付出努力。不過，我十五年來用在丹尼爾・克雷格身上的健身方式也可以應用於任何人身上，無論你是個健身新手或是即將拍攝一場電影。我希望讀者們藉由瞭解將演員轉變成運動員的有效訓練計畫，也會有動力重新引導自己的健康。

　　為了幫助你達到目標，並且讓你對電影界的健身有深刻的理解，我將分享自己替客戶所設計的實際健身計畫。從布雷克・萊芙莉（Blake Lively）、布萊絲・達拉斯・霍華（Bryce Dallas Howard）到班奈迪克・康柏拜區（Benedict Cumberbatch）再到約翰・凱拉辛斯基（John Krasinski），我將明確地解釋自己是如何引導這些明星達到其生理的巔峰狀態。

　　你可以選擇像是丹尼爾・克雷格在拍攝《007：生死交戰》時的訓練方法，或是跟隨我設計給他的搭檔雷雅・瑟度（Léa Seydoux）的計畫。又或者，你可能對於我設計給《金剛》中湯姆・西德斯頓（Tom Hiddleston）或是《星際大戰：最後的絕地武士》和《星際大戰：天行

者的崛起》電影中約翰‧波耶加（John Boyega）及亞當‧崔佛（Adam Driver）的健身計畫更有興趣（雖然你可能永遠不會在戰鬥中揮舞光劍，但是你將擁有類似的訓練）。我希望你在本書中能夠學到對我的客戶來說非常有效的方法與訣竅，這將使你開始自己的健身旅程，或是在你已經開始的基礎上持續精進。

我的客戶遍布各個年齡層及能力，我可以跟你保證，你目前的年齡和健康狀態，不會對你想要達成的目標造成阻礙。我第一次發現這件事是在訓練哈里遜‧福特（Harrison Ford），他那時已經七十多歲了，在他要拍攝第五部《印第安納瓊斯》的電影之前，距離他的代表作《法櫃奇兵》的上映已經過了四十年。

激勵人心

人們總是喜歡問我，他們是否有機會真的看起來像詹姆士‧龐德、美國隊長，或是可以成為某位龐德女郎。答案是，只要你專心致力、聽從我的建議，並且擁有那種基因的話，這是可能的。

但是與其試圖練成電影明星般的體格，然後變成你在螢幕上所看到的版本，不如將這些成功案例轉化為鼓勵，藉此敦促自己，才是更有益的作法。我希望我的故事、見解和趣聞能夠激勵你去增進自己的身心健康，包括增強你的能量、睡眠與自信。

過去的二十五年來，我因為參與電影製作，獲得了一些獨特又驚奇的經驗。我曾經在一些讓人意想不到的地方和超夢幻的情境裡，與某些很棒的人共事。比如清晨五點剛過，與班尼西歐‧迪奧‧托羅（Benicio Del Toro）在倫敦市中心的蘇活區（Soho）四處閒逛尋找咖啡店，並拍

打店門，請他們提早營業，使我們能夠喝到一杯健身後的濃縮咖啡。

或是半夜三點半與傑克・葛倫霍（Jake Gyllenhaal）在沙漠中的訓練課程；與班奈迪克・康柏拜區的一百公尺賽跑（我輸了）；還有與亞當・崔佛打桌球（我又輸了）。我也清楚記得布萊絲・達拉斯・霍華的幸福表情，當時她掌握了如何閉著眼睛、單腳站立在半圓平衡球（BOSU ball）上的技巧，這個平衡球是一種非常搖晃的器材，但透過這項練習，我要讓她可以穿著高跟鞋逃離《侏儸紀世界》中的恐龍。

我在西倫敦的某間飯店健身房裡，也有過非常不尋常的早晨，當時我一個接一個的訓練傑克・葛倫霍、艾蜜莉・布朗和丹尼爾・克雷格。早上九點是傑克，十點輪到艾蜜莉，丹尼爾則是十一點（就像走了一次紅地毯似的）。

從雷夫・范恩斯（Ralph Fiennes）到伍迪・哈里遜（Woody Harrelson），我有幸與當今電影界中最出色的演員們合作，他們總在每一次我替他們安排的訓練計畫裡，表現出極大的投入和專注。當我訓練《星際大戰外傳：韓索倫》的艾登・艾倫瑞克（Alden Ehrenreich）時，他正試圖將自己改造成哈里遜・福特的體型，儘管要看起來像另一個人十分困難，但是艾登仍全心全意地投入其中。

訓練 007

龐德一直都是我職業生涯裡很重要一部分。我擔任了七部 007 電影中詹姆士・龐德的私人教練，超過二十年的時間，從《007：縱橫天下》一直到《007：生死交戰》。身為龐德的粉絲和健康與健身教練，我很榮幸能夠為皮爾斯・布洛斯南的兩部電影提供訓練，接著又與丹尼

爾・克雷格合作，幫助他達到演出五部007電影所需的身體素質，同時維持他的精力和心理健康。經過這段時間，包括訓練多位龐德女郎後，我感覺自己已經是龐德家族的一份子。

2005年十月，我第一次見到丹尼爾・克雷格是在他宣布即將要扮演新龐德的隔天，當時他一隻手拿著培根三明治，另一隻手則是一支菸。他正在華盛頓特區拍攝另一部電影，而我在詹姆士・龐德系列電影的製作人芭芭拉・布羅柯莉（Barbara Broccoli）打給我後就搭飛機過去，芭芭拉說她希望我與一個人見面（芭芭拉的電話，你一定要接）。接著就看到丹尼爾拿著三明治和香菸的樣子，我覺得很有趣。在那當下，我也知道自己將要擺脫一些舊習慣並且創造一些新的。丹尼爾看到我說：「你一定就是教練」，我則回應：「沒錯，而且訓練就從這裡開始。」

每次系列電影開拍前，都需要經過約一年的時間才能變身成詹姆士・龐德，這對一個演員來說，無疑是一種挑戰。而龐德又是電影中最具代表性的角色，要扮演好這名祕密探員，對於演員的身心都會是一大考驗。變成龐德代表要變成一位運動員，螢幕上和現實生活中都是。在我們第一次見面的傍晚，丹尼爾和我外出享用牛排和啤酒。他敘述自己希望這個角色看起來的樣子以及會如何行動，而他使用的關鍵字是「使人印象深刻」，那個字成為我們計畫的主軸。我在晚餐時做了一些筆記，接著為他設計專屬計畫。

從第一次一同用餐開始，我非常清楚丹尼爾願意做哪些事情來成為龐德。如同此角色般，丹尼爾展現出堅韌不拔的精神。日復一日的訓練，他一定都會現身，從未抱怨或說過任何藉口。他必須相信我的計畫，把自己的身心健康、以及他希望能夠在螢幕上呈現出來的身體條件全都交付給我。

我們從一開始就小心翼翼。如果做些額外的訓練能夠有一點點的機會增進丹尼爾的運動表現，哪怕只有百分之一，我們也會去做。丹尼爾對於細節的注意力超乎常人，例如當他帶著一把槍時，他希望自己的前臂看起來好像總是握著那把武器。我們很希望把該角色提升到更高的層次，特別是在前製魔鬼訓練營的最後幾週，那段期間我們會把訓練的強度提高到像拳擊手在迎接一場大賽前的程度。

電影上映多年後，人們仍然跟我談論《007首部曲：皇家夜總會》中那幕海灘代表場景，電影裡面，丹尼爾從海洋中起身，看起來就像是個真正的動作英雄。龐德以前從未有過如此強而有力的存在。對我來說，《007首部曲：皇家夜總會》中更具影響力的片段是他被綁在一張沒有座位的椅子上，然後被邁茲・米克森（Mads Mikkelsen）所飾演的勒・戚夫柯（Le Chiffre）用綁結的繩子所折磨。我們準備好為那個場景創造出一種強烈又原始的真實美學。儘管如此，銀幕上的丹尼爾仍然展現出一些令人印象深刻，甚至可以說是令人震驚的表現，這正是我們在華盛頓特區吃晚餐時所談論到的目標。

丹尼爾和我會在努力一整週後，進行慶祝，所以這本書的另一個標題也可以說是血、汗與啤酒，因為那就是真實世界中幫助他達成必要目標的事物。但是請不要為此感到害怕，我將在後面的章節詳細解釋，每個人經過鍛鍊後都可以像龐德，即使你的健身旅程才剛起步，或是一直以來的生活型態都是在沙發上久坐不動。

當我訓練一名龐德女郎時，我總是會特別留意，讓她不要因為健身而折損了演員的女性魅力。雖然她需要跟上龐德的行動，會突然必須衝刺、撿起一把武器或跳上一架飛機，但作為教練，我會希望她的動作流暢且平順。在螢幕上，一切都需要看起來輕而易舉。這就是我幫蕾雅・瑟度為拍攝《007：惡魔四伏》和《007：生死交戰》做準備時所抱持的

原則。

你應該會發現你對於龐德女郎沒有既定的刻板印象，但是她們的共通點是優雅與緊實，不管是她們走路還是表現自己的方式。我曾與多位龐德女郎合作，包括伊娃・葛林（Eva Green）、荷莉・貝瑞（Halle Berry）、蘿莎蒙・派克（Rosamund Pike）、潔瑪・雅特頓（Gemma Arterton）、貝荷尼絲・瑪赫洛（Bérénice Marlohe）和歐嘉・柯瑞蘭蔻（Olga Kurylenko）。擁有本書的資訊與見解，妳也可以利用我的經驗，像龐德女郎一樣自我訓練。

訓練是為了順利完成拍攝，而非為了好看的外型

我希望你能創造屬於自己的健身計畫，一個專門為你量身打造的計畫。挑選對自己有用的運動，然後設計出能夠幫助你達到個人目標的運動計畫。你可能會發現本書中的一些健身運動適合目前的你，但是有些你不太喜歡或是不符合你的目標，那也沒有關係，只要運動是快樂且合適的，並且包含了所有可以讓你專注於目標的關鍵元素，那麼就沒有所謂對或錯的方法。

我想利用本書與讀者們分享的重要觀念之一，同時這也是我告訴許多客戶的口頭禪——「訓練」應該是為了追求純粹的表現，而不是只有外觀，因為外觀只是表現的副加品。演員在訓練中的主要目標，始終都是為了順利達成拍攝，同時維持良好精力與表現，並將疾病與受傷機會降至最低。如果你沒有具備身為一名演員該有的技能，那麼你將無法在苛刻的拍攝條件中生存下來。電影拍攝計畫往往會持續超過半年、一天

拍攝十二個鐘頭，還包括了特技和動作場景，單靠肌肉是無法完成的。

　　為了成功扮演龐德，丹尼爾必須說服觀眾們他真的有能力傷害對手。丹尼爾有次跟我說，當他脫掉上衣時，他希望看起來像是自己真的能夠執行扮演的任務；他需要那種發達的肌肉與帶來威脅的氣氛。我喜歡一個演員為了角色所做的投入，以及透過其練就的體格，為特殊的劇情中帶入力量。我們的目標就是要讓演員的生理條件可以配得上該角色，展現出強壯、高效、幹練。

　　但是就詹姆士・龐德這個角色來說，只有外表當然不夠。要拍攝龐德電影，還需要具有很好的運動能力，才能順利完成拍攝。在特技場景中，必須擁有速度與敏捷度，如《007：生死交戰》中，龐德從橋邊跳下的那一幕。丹尼爾對於自己最後一次扮演龐德的這部電影，抱著深厚的期望（其實他對每一部龐德電影都是如此）。在螢光幕前，你可能可以扮演好一名祕密探員，但是在螢光幕後，作為龐德，有些事是演不出來的。你必須要能夠快速啟動與關閉運動能力，而且往往為了配合拍攝的自然光線，並考量工作人員體力能否負荷等問題，需在時間壓力下完成拍攝工作。

　　在現代世界中，我們如此沉迷於追求外表，以至於忘記了運動能力和我們需要擁有它的那種感覺。然而，它對你如何處理日常生活會造成許多連鎖效應，我相信擁有健康和幸福，絕對是讓你可以善用每一天的關鍵。

健身不能漫無目的

或許你拿起這本書時，是期待自己的外貌可以變成什麼樣子，但是你可曾花時間思考過自己的感覺嗎？

大家總是說：「我希望看起來像這樣」。但是我相信你應該想說的是：「我希望感覺起來像這樣」。一旦你擁有這種自我覺察，想要擁有的視覺效果就會隨之而來。健身不是為了達成特定的外表或形象，健身主要是種感受。無論你的目標是什麼，我都能幫助你感覺像個電影明星，而且如果你內在感覺良好，那麼也將反映於外在。

每次健身前，你必須誠實與自己對話。我會幫助你提出正確的問題，答案將決定你當天訓練的強度，甚至決定你是否離開、根本不要訓練，或者是進行恢復訓練。

我相信如果你太強迫自己，導致受傷、生病和精神疲勞等風險，那麼你將無法實現你的目標。我經常和我的客戶談到「你可能太極端了」這一點。有時候，少即是多。我將向你解釋如何讓你的大腦休息，甚至活化和使它更加活躍，如同其他肌肉一樣。這就是為什麼本書中我花了一個章節在告訴你不應該把自己逼得太緊的原因，這與我替《星際大戰》訓練亞當・崔佛時特別有關係。我必須提醒亞當何時該放慢速度，還有何時該休息恢復以得到進展，而不是靠訓練得到進步，因為疲勞是你最大的敵人，可能導致潛在的倦怠。

你的大腦可能會告訴身體停下來，但身體永遠不會讓大腦停下來。我想我的角色有一部分是要監控演員的情緒以及他們的生理狀況。健身應該增強且集中你的心智能力，你的健身計畫應該會增進你的精力並且賦予你對生活產生熱情。

如同任何事情，你必須對你的健身有個計畫，並且知道自己的目標是什麼，但是非常重要的是，一開始你訂的目標不可以過高。你應該先設定小目標，讓自己逐步達成並體驗到進步的感覺，再慢慢開始。我的客戶也是如此。

　　如果你希望你的健身計畫可以持續不斷，你必須擁有正確的心態，我將與你分享我的信念，那就是你應該像孩子一樣鍛練，這能讓你重新點燃年輕時經常感受到的簡單快樂與興奮。就像騎腳踏車、扔橄欖球、去游泳或與朋友一起比一場迷你鐵人三項。避免無聊和停滯是關鍵，這就是為什麼我會鼓勵你在健身運動中要包含許多變化。你也應該離開舒適圈並且嘗試新事物，或是重新擁抱你以前喜歡的東西。

恢復期的力量與幸福感

　　雖然你應該像孩子一樣鍛練，但是你也應該像老爺爺一樣恢復，小心地、有條不紊地且緩慢地恢復。恢復期是你計畫中最重要的元素，而且應該要像訓練課程一樣安排時間表。我將教導你如何刺激你身體的自然治癒過程，以幫助加速你的恢復，使你能夠保持每週訓練。

　　睡眠是判斷你的健身計畫進展如何的最佳指標，我將幫助你提高睡眠品質，讓你成為一位「高效睡眠者」。你可能會很高興地聽到每天小睡 20 分鐘所帶來的好處，我喜歡稱之為「運動員的打盹」！

　　演員在片場中無可避免地會受傷，而知道如何管理傷害是很重要的事。通常最大的挑戰在於如何應對心理方面的挫折，還有如何防止自己掉入憂鬱的深淵（如同我正撰寫此書時所領悟到的，當時我摔斷了腳踝，需要動手術來治療），我將分享如何避免對健身失去信心的經驗。

健身是少數將失敗視為正面效果的產業之一，如果你希望獲得真正的進步，就是接受失敗的時候了。

我也會給予你一些建議，包括如何更有效地訓練、確保你不會過於依賴健身房和複雜的機器，還有為什麼你應該在任何地方都能進行鍛鍊，以及你所需要的只是自己的身體和一套理論或方法。我將向你介紹極度有效的 5-2 訓練法，我經常與我的客戶一起使用它，並且認為它是健身的終極目標。

本書的第三部分，我將傳授我提供給演員們關於營養的訣竅和妙招，包括一天吃六頓餐背後的心理學，以及每天食用薑黃、薑或小麥草對於腸道健康和抗發炎的作用。我還會公開丹尼爾和我在鍛鍊後，從位於松林製片廠（Pinewood Studios）的健身房走到 007 攝影棚的路上會飲用的機能蛋白飲食譜。

當你開始健身旅途後，在營養方面不能採取極端的手段，這點真的是相當重要，雖然在你希望外表和感覺方面可以展現出大幅度變化時，採用極端飲食似乎是個好方法，但其實不然。我相信節食會是你犯下的最大錯誤，它可能會破壞你的肌肉組織和新陳代謝，還有你的心理健康。給自己訂定規範，搭配一週當中穿插主題日，如：星期一素食日、星期二魚素（Pescatarian）日、星期五紅肉日等等，這樣將更能持續。

雖然書中的演員們所使用的方法在在驗證了我的方法是正確且有效的，但是這本書並不是關於他們，這本書是關於你，以及我可以如何幫助你達成你的健身目標。切記，本書是一個工具箱，請挑選出適合你、對你有用的工具。從中得到靈感後，接著是開始行動，創造屬於你自己的健身計畫。你將會比以往任何時候都來得健康，你將會擁有更多精力與自信，而且你將會睡得更好。

健身的必要工具

如果你之後會在家中健身或是不想去健身房，我會建議投資以下五種工具，它們相對來說比較便宜，而且本書後續分享的一些動作中，它們也扮演了關鍵角色。

1、半圓平衡球：我為客戶設計的運動中經常使用到這種球，它會帶來不穩定，這就意味著你必須創造穩定。半圓平衡球兩面皆可使用，非常適合用於增進你的平衡及核心力量。

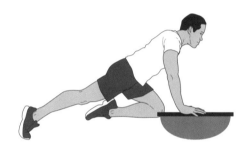

2、健腹輪：對於鍛鍊你的腹部肌肉群非常有用的一個器具（你將會需要一個，以執行丹尼爾·克雷格在拍攝《007：生死交戰》時的健身運動）。

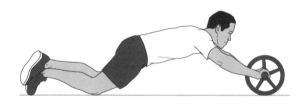

3、阻力帶組：它們用途廣泛，可以在家或公園輕鬆使用。至少需要有三條，分別是輕、中和重度阻力的彈力帶，因為不同的肌肉群需要不同程度的阻力。

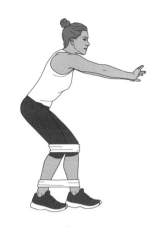

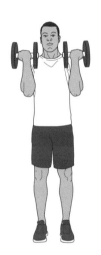

4、啞鈴：有兩種用法，它們可以增加重點運動的阻力，也可以把它們放在地上，然後當成伏地挺身時的握把，這樣有助於加強伏地挺身時的力量。

5. 壺鈴：這種器具是鑄鐵的砝碼，頂部有把手易於抓握。它們是為許多運動帶來多樣性和阻力的絕佳方式。

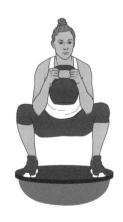

第一部分

訓練

Training

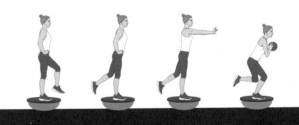

第一章

期望放大，目標設小

丹尼爾‧克雷格和我都非常求好心切，在《007：生死交戰》的準備階段，我們就決定要試著把他改造成地球上最健康且健美的五十歲。

首先，我們懷抱著雄心壯志，設定了一個主要目標，接著再把大目標切分成更細微的小目標。丹尼爾為了《007：生死交戰》的拍攝，花了超過一年的時間準備，在這一年多的期間，我們每週都會設定適度的小目標。除了這部電影外，我訓練丹尼爾的前四部龐德電影也都是如此，先慢慢開始，然後逐步增進他的健身計畫。

你是誰或你現在的狀態如何都沒有關係，只要透過實現小目標，就能逐漸感受到進步所帶來的正向動力。在《007：生死交戰》前製期的最後，我們實現了當初設定的主要目標，我無法想像世界上有哪個五十歲的中年人會比當時的丹尼爾更緊實健壯。

野心很重要，但是你需要知道如何設定自己的目標，才能確保你能達成甚至是超越目標的可能性。建立遠大目標的同時，安排一個可持續進行的計畫，好讓你能夠透過一小步、一小步來達成你的長期目標。達成小目標將使你感受到進步與成就感，這會是最棒的動機，而且會帶領你向前邁步，如此一來你就可以實現前所未有的健康和幸福。

在這個章節中，我將分享一些重要提示與技巧，引導你如何透過設

定目標打造個人健身計畫。

目標明確是關鍵

當我訓練《美國隊長》的克里斯‧伊凡時，我們是為了一個特定的日子而努力鍛鍊。那就是要拍攝克里斯由消瘦的史帝夫‧羅傑斯轉變為美國隊長，在一個太空艙中現身的日子。那一個日子不可能更動，因為場景已經搭建好，而且時間表也確定了，我把日曆上的那天特別圈了出來，所以那個日期一直深深地刻印在我們兩人的腦海中。

同樣地，我認為擁有一個明確的目標對你會有所幫助，因為我發現這可以成為大多數人努力的動機。問問自己，你想要什麼？你期望藉由計畫實現什麼目標？在你開始創造自己的健身習慣之前，你必須先學會探索自己的個人目標，並且清楚了解即將踏入的旅程。

身為一位前海軍陸戰隊隊員，我意識到制訂一個具有整體結構的計畫極為重要，而計畫中的一部分，就是要聚焦某個時間點，你可以在日曆上圈起一個日期。你可能習慣久坐不動，才剛開始你的健身旅途；你可能已經處於進階水準，但是期望進一步推動自己，不管你屬於哪一種，請具體訂定出你想要達成的目標以及何時達成。

讓健身目標與生活產生關聯性

儘管丹尼爾訂定的核心計畫在五部龐德電影中都維持一致，但是不同電影間仍因關聯性與年齡，存在著細微的差別異。丹尼爾認為角

色與他的體格應該要不斷進化，因此在第一部龐德電影《007首部曲：皇家夜總會》中他所展現的運動能力就與第五部《007：生死交戰》截然不同。

在《007首部曲：皇家夜總會》裡面，龐德這個角色非常威風。丹尼爾當時的體格比他之後的電影都還要強壯，這是一個經過思考後的決定。第二部龐德電影《007：量子危機》，我們決定要減掉幾磅的肌肉，以獲得速度、效率和敏捷性。在《007：量子危機》中他所穿的西裝比在《007首部曲：皇家夜總會》中穿得更合身、也更時尚一些。這樣的主軸延伸到《007：空降危機》和《007：惡魔四伏》。在所有丹尼爾的龐德電影中都有攝影機聚焦在他體格上的「美學鏡頭」。

但是，如同我創造給演員的所有計畫一樣，訓練的主要目的是為了演出。當我們要調整丹尼爾的訓練課表時，都必須確保它與劇本密切相關，因為每一部電影都有不同編排的打鬥場景，以及其他運動表現，如衝刺、跨欄、掉落和反應力，所有這些我都會加以調整，並協助他做好準備。

當我擬定一份丹尼爾的訓練計畫時，我必須確保每個元素皆與電影有關。龐德電影一開始一定會有追逐的場景，所以他需要衝刺和移動。當拍攝《007首部曲：皇家夜總會》時，雖然丹尼爾體型健壯，但是我們仍舊不能在靈活度或動作移動上面妥協。

丹尼爾需要一直表現出爆發性的動作，但是他在螢幕上所呈現出的一切，像是衝刺、跨越障礙物、撞破牆壁、從地上撿起東西、從建築物上掉下去和跳入移動的汽車中等等，都必須看起來毫不費力。我們在健身房中先為這些特技做訓練，然後他再從健身房到特技室展現出這些特技，接著才上台拍攝。

針對每一部電影，健身運動必須配合該角色的需要量身設計。舉例

來說：當我與傑克・葛倫霍為《波斯王子：時之刃》做準備時，我讓他在倫敦海德公園（Hyde Park）的沙路上進行訓練，因為劇本寫著他將在撒哈拉沙漠中奔跑。服裝部門告訴我傑克將會穿著厚重的戲服，所以我讓他在運動時穿著重量背心。這些全都是為了模擬電影拍攝時的環境條件，以確保演員做了最好的準備並處於最佳狀態。

你可以在生活中和健身目標上運用相似的思考過程。想想你的健身計畫會如何與你的生活連結，還有它可以如何增進你的健康，確保你正在做的鍛鍊可以落實到生活之中。例如：你有年幼的孩子，而且得整天抱著他們，那麼你的健身計畫就不應該使你的肌肉過度疲累，反而更要著重在伸展和復原上面，這會對你更好，因為抱著孩子已經等於是一種健身運動了。你的計畫應該要使你的生活更容易，而不是更難。

設定小目標

雖然螢幕上的龐德看起來像是隨機應變各種狀況，但是《007：生死交戰》的準備工作早在正式開拍的前一年啟動。當時丹尼爾和我先討論這個角色的特徵，以及導演希望呈現的方向。接著透過分析劇本，再和丹尼爾討論我預計的訓練運動計畫，以確保他為開場追逐的片段、以及之後的特技演出做好準備。如同所有其他我參與過的電影一樣，根據特技、服裝和手持武器（無論是劍、盾牌還是光劍）來設計一個健身計畫是令人興奮的。

藉由思考丹尼爾需要多久的時間來使身體達到良好狀態，我再加以制訂週期化課程，像是哪些地方要以月來計畫、哪些則是以週為考量，還包括計畫我很喜歡的艱辛前製訓練營。針對你自己設計的過程，這些

小目標或逐漸增加的目標，將有助於你監控自身的進展。

　　一旦你確定了自己期望花多久時間達成目標，那麼你就可以回過頭把它分解成每週目標。例如：假設要花六個月進行改造，那可能代表你將需要一週鍛鍊四次，每次持續三十分鐘。然後下一週，你可以把時間增加或是增加運動組數或反覆次數。重要的是一開始不要過度挑戰自己，而是要設定常規且適度的目標，讓你可以感覺到自己逐漸在進步。

調整自己的速度與節奏

　　與客戶開始一個新計畫前，我總會要求他們做一次身體檢查，讓我可以對他們的身體有全面的瞭解，並且預防受傷。如果你才剛踏入健身之路，先請醫生檢查准沒錯。如果你是在追求進步或提升自己的能力，那麼尋求一位物理治療師找出是否有任何小毛病或潛在的問題也不錯。物理治療師可能會提供資訊，幫助你調整自己的計畫和監控身體的某些部分。可以的話，幾個月後可以再安排一次後續檢查，以瞭解自己的身體是否有依據調整做出反應。

　　如果你把自己逼得太緊太快，那麼它將無法持續。一開始不要強迫自己，不要追趕進度，允許事情自然而然地發生。丹尼爾和我會逐步朝目標前進，你應該也要這麼做。隨著拍攝《007：生死交戰》的日子愈來愈近，如果我認為有必要，就會提高訓練的強度。在最後階段，我們一直進行著非常高階的健身運動。慢慢開始，不代表你對你想要達到的目標沒有任何野心。

　　如同之前的其他電影，為《007：生死交戰》做準備時，前幾週和幾個月總是特別艱難，但是丹尼爾和我明白我們有足夠時間，而且有正

確的計畫可以達成我們希望的目標，因為我已經小心謹慎地規劃好了。

最困難的，永遠是踏出的第一步，但是一旦你出發了，就可以輕易且快速地累積動力和一致性。如果你會調整自己的速度，那麼你很可能可以降低受傷和倦怠的機會。不要想要跳級，只要按部就班，從一個階段進入下一個階段，就能取得穩定且逐步的進展。給予你自己足夠的時間去實現主要目標，如此一來，你將能適時抵達你的目的地。

早起進行訓練

一些知名演員偏好在凌晨兩點半健身，因為他們相信自己在那個時候是處於最佳狀態。知道自己在工作而別人還在睡覺，有助於激勵自己、振奮精神。

當我們拍攝《波斯王子：時之刃》時，我是在凌晨三點半的撒哈拉沙漠中訓練傑克・葛倫霍。這麼早的原因之一是為了配合緊湊的拍攝時程，但是另一個原因是我們希望在五點日出前健身完畢，畢竟沙漠是異常的炎熱。不過，排除這些極端的情況，在電影界，清晨五點出現在健身房也很常見，因為你需要進行訓練後才能移動至片場並開始一天的工作。

不過我並非要建議你應該像我的某些客戶們如此狂熱，但是我的確相信將健身運動安排在早上的時間是最好的，如此可以確保你不受干擾，而且運動會變成你一天開始的優先事項。假設你計畫在一天的晚些時候才從事健身運動，很容易因為工作忙碌或個人行程安排，將健身時間捨棄，但如果你把運動安排在清晨進行，那麼你就沒有機會說服自己放棄它。我完全贊成早點睡覺，這樣你就可以早點起床並且完成鍛鍊。

讓大自然幫助你重新注入活力

我在軍隊服役時，曾經被限制在航空母艦的下層甲板上生活三個星期，同時還要履行我的工作職責。我記得最後可以回到大自然中的那種欣喜，我身體全部的感官都被重新注入了活力。從那之後，我就沒有把「大自然」視為理所當然。

訓練不只是促進你的肌肉組織、靈活度和心血管的健康，最重要的是，你一定會意識到你的心理健康。長期在室內拍攝的日子裡，演員可能整天都看不到自然的陽光，畢竟他們都是清晨、天還沒亮時就進入攝影棚，拍攝一整天，直到傍晚天黑時才離開。

如果你能選擇自己在哪裡從事健身運動，大自然永遠應該是你的首選。戶外能刺激所有感覺，而且對你的健康具有多種益處，例如可從太陽得到維生素 D、呼吸新鮮空氣，以及擁有多樣化的環境來維持動力。如果你只有在健身房中運動，就無法從大自然中獲得多樣性，會阻礙你更進一步發展。

當你在戶外健身，也試著盡量充分利用周圍的環境。當你在新鮮空氣中跑步或訓練時，你可能經常聽著音樂，為什麼不按下停止鍵，感受一下自己的感覺呢？如果你取下耳機，你將會更加有警覺，而且你也可以欣賞到周圍的自然聲音，像是在公園中可能是鳥叫融合著人們的聊天聲。所有這些日常的聲音都可以讓你感受到與此時此地的連結，而且這些和你喜歡的音樂一樣具有激勵性。

創造便利性

當我訓練克萊兒‧芙伊（Claire Foy）演出《蜘蛛網中的女孩》時，她希望在戶外從事所有健身運動。在自然的環境下對她整體的健康是好的，但是說實話，我們這樣做的真正理由是因為這個選擇對她而言最為方便，她只要走出家裡大門，就可以立刻開始運動。

啟動你的運動程序盡可能簡單，絕對不要安排一個不切實際的計畫，這樣你將無法維持，像是開車到四、五十分鐘遠的健身房，你會很快對於這趟路途感到疲倦，然後開始找藉口不去。如同生活中的所有事情，方便是關鍵。最好是找一個辦法可以在家鍛鍊，或是找一個非常靠近你家的地方鍛鍊。如果鍛鍊是一項容易從事的活動，那麼它將成為你日常生活的一部分，而且會被培養成為你的第二天性。如果你必須開車到某處去運動，試著不要太常這麼做。我們假設你有個最喜歡的瑜伽老師，她教學的地方距離你家有一小時的車程，那麼你應該把這項運動保留到週末再進行。

如果你要去健身房，可能的話，請把這段路程包含在你的運動常規中，例如騎腳踏車或跑步過去，而不是開車、搭火車或公車。當我住在紐約市，而且感覺還在調整時差的時候，我喜歡非常早起床，跑過布魯克林大橋（Brooklyn Bridge），在曼哈頓上一堂清晨五點的飛輪課，接著再跑回我住的飯店。

找到對你有用、方便和有效率的方式，你就成功了一半，因為一旦你開始執行，生活將會變得簡單許多。人們在日常生活中花了很多心思去安排健身運動與時間，但是關鍵在於使健身運動自然地成為你日常生活中的一部分。它應該自然融合在你的生活之中，讓你不必刻意去想到它。

你也不必花費好幾個鐘頭去健身。我記得我在幫山姆·沃辛頓（Sam Worthington）為《怒戰天神》的訓練做準備時，我希望他花二十分鐘健身就好（他先簡短地告訴我：「老兄，會露出來的部位只有手臂」）。我猜山姆可能預期我會建議他進行兩小時的鍛鍊，所以他當時顯得既開心又驚訝。透過縮短你的健身時間並提高強度，會使你的計畫變得更加方便。班尼西歐·狄奧·托羅是效率的典範，他通常會從事二十到三十分鐘的運動，某些早晨，他會跟我說：「我們今天做簡短一點吧」。有做總是比完全沒做更好。

我通常也喜歡把電影的代表物裝飾在我所打造的健身房中。如果是《侏儸紀世界》，我可能會在周圍點綴一些恐龍圖片；而在《阿拉丁》健身房中，我則是在牆上貼了一個巨大的神燈。這些可能非必要，但是它們能夠持續提醒演員為什麼他們在那裡，以及為什麼他們如此努力的原因，你也可以嘗試做些類似的事情。雖然你不是為了一部熱門電影做準備，但是你也可以在空間中放上某些提供你動機的事物，像是幾張激勵人心的照片或是正向的訊息，提醒自己正朝著哪個方向前進，而不要忘記你的目標。

具備適應性與耐心

當我與甄子丹這位絕妙的武術家在《星際大戰》中合作時，我需要小心避免降低他的靈活度和活力，因為速度感與手眼協調是他個人一大特色，所以我所做的一切，只是在他現有高度且完善的日常計畫中，進行額外補充。我需要非常小心，讓演員不要在拍攝大型打鬥場面之前過於疲累，所以我也必須瞭解他們未來一週的行程安排。因此，

我替甄子丹制定的計畫很有彈性，而且我們會適時調整計畫以配合特定的拍攝場面。

同樣地，如果你某週的生活出現了改變，那麼你應該調整你的日常安排。雖然建立出目標架構，可以讓你更有效率的執行計畫，但你必須保有彈性。你每週的工作事務不會相同，你的計畫安排也不應該都一樣。

許多人的健身計畫非常死板和僵硬，因此當他們的生活中突然稍微有個變化時，他們就不知道該如何調整，這是一種過於二分法的心態。你的健身計畫最好能夠調整且適應不同的生活模式，如此可以讓你修改自己的生活常規並且保持可持續的運動程度。為了繼續前進，你必須丟棄藉口，設法找出解決方案，讓你可以忠於自己的承諾和適應不斷改變的日程表。

尤其是當你開始踏上健身旅途後，有時可能會看不到自己努力的成果。很重要的是持續前進和督促自己，這樣一來，你將會在一個轉彎後，感受到柳暗花明又一村，並且對自己說：「哇！我什麼時候變成這樣的？」這是我鍛鍊克里斯・伊凡（美國隊長）的經驗。突然之間，體脂肪燃燒殆盡、肌肉組織顯現、靈活度增加，而且你將變得更快且更強壯。

鍛鍊最困難的時間點大概會落在開始一個新計畫後的六週，那時你將進入停滯期。這個時候是回顧起點的好時機，向自己證明已經進步了多少。我時常要求我的客戶這麼做，因為這是一大激勵。把你自己帶回第一天，複習你第一天所做的健身運動，你將會發現變得很輕鬆。如此一來將大大地提高你的動機，因為你會發現自己的進步，還有達成多項小目標所得到的大收穫。

你的目標不必一定是生理上的

　　許多人運動不一定是因為他們希望自己更強壯或更健康，他們這麼做純粹是為了自己的心智健康與幸福感。從事健身運動的原因有很多，如果那個原因就是你的動力，那麼或許它就是最好的動機。

　　我最愛做的事情之一就是為我的客戶設計和打造專屬的健身房與空間。當威爾‧史密斯（Will Smith）在靠近倫敦的朗克羅斯片場（Longcross Studios）拍攝《阿拉丁》時，我很幸運能為他這麼做。他很清楚健身房的使用不是專屬他一人，而是給整個卡司和團隊。他的理念是：「他周圍的所有人都應該有健康的身體、心理和外表，因為他們愈強健和健康，就愈有生產力」。威爾認為如果每個人都因為健身運動而感覺良好，那將會造就一部很棒的電影。

　　那個健身房真的激勵了整個電影團隊，因為你可以想像一個健身環境中該有的一切它都有。威爾很喜歡運動，除了健身房的設備外，還有一座籃球場、一條三十公尺的跑道、一個迷你五人制的足球場，還有一個巴西柔術的比賽區域。這是一個可以讓人逃離現實的地方，有時候我會懷疑自己是否設計得有點好過頭了，因為製作人經常很難讓威爾離開那裡到片場進行拍攝。

第二章

離開你的舒適圈

　　儘管許多電影明星享有特權的生活，總是被工作人員包圍保護著，但是面對身材管理的這件事，旁人完全幫不上忙，沒有人可以幫他們進行舉重或伏地挺身等辛苦的訓練工作。

　　丹尼爾準備拍攝《007：生死交戰》的時間超過一年，又以魔鬼訓練營那段期間的訓練強度最強、最嚴酷也最密集。而且當時大部分時間，他的家人都無法在他的身邊支持著，使得訓練更加艱辛。但是為了成為龐德，丹尼爾願意投身到魔鬼訓練營中，離開他的舒適圈，達成設定的目標。如果你也希望實現個人的健身目標，你可能也要和他一樣。終點的驚人成果，會帶給你達成目標的動力。

敬業態度

　　班尼西歐・狄奧・托羅是另一位熱衷於工作的演員。我發現他是一個了不起、有趣的人，而且喜愛與人互動又充滿活力，但是他也有認真嚴肅的一面。當我在倫敦訓練他拍攝《星際異攻隊》和《星際大戰：最後的絕地武士》等電影時，他每天清晨五點都開心地從事簡短且激烈的

健身運動。他在鍛鍊時總喜歡穿著一件紫黃色的洛杉磯湖人隊運動服，在清晨時刻，它顯得非常亮眼，總是讓我會心一笑。鍛鍊結束後，他也會穿著這身運動服去喝咖啡。

我一直在向班尼西歐學習，為了維持好的健身水準，他在短時間內努力做足準備。

和許多演員一樣，班尼西歐也不斷地在尋找能夠使演藝生涯長壽的辦法，而他發現鍛鍊能帶給他活力和清楚的頭腦。我在與他共處的時光中得到一個結論，就是短暫而強烈的鍛鍊，非常有效。

唐納‧葛洛佛（Donald Glover）是另一位擁有絕佳敬業精神的演員。在為《星際大戰外傳：韓索羅》做準備時，他的專注程度讓人吃驚。儘管唐納擁有絕佳的才能，但是他對於我給予的訓練也完全不馬虎，還會在片場與其他工作之間進行短暫且激烈的鍛鍊。

當時我沒有意識到，其實我也同時協助他準備「這就是美國」（This is America）的 MV 拍攝，他那時是以淘氣阿甘（Childish Gambino）的藝名來錄製。他告訴我，他需要看起來自然且健康，就好像他有去健身房但卻沒有過於訓練肌肉似的。幾個月後，當我碰巧在電視上看到了他的 MV，我才恍然大悟當時的鍛鍊是為了什麼。

費莉絲蒂‧瓊斯（Felicity Jones）對於《星際大戰外傳：俠盜一號》的訓練也很一絲不苟。她希望自己能夠親自展現出角色琴‧厄索（Jyn Erso）所需要的特技，包括許多複雜的武打設計場景。為了那部電影，費莉絲蒂需要大量動態靈活度。

即使在沒有她的戲份時，她也不斷地在做能促進身體素質的運動（生理或心理的運動皆有）。

我發現對於許多演員來說，這樣的日程安排相當正常，他們永遠在尋求額外的表演元素，這將有助於他們詮釋自己所代表的角色。當我訓

練《星際大戰外傳：韓索羅》的譚蒂‧紐頓（Thandiwe Newton）時，我注意到她就是如此，她總是充分利用自己的空閒時間。如果她突然有了一小時的空檔，她就會運動。

雖然我的工作是幫助演員們達到他們所需的表演水準，但是如果他們希望展現巨大的成果，那麼就還要具備堅毅的敬業精神。當涉及表演時，沒有所謂的電影魔法或障眼法，如果演員們希望達到最佳的身體狀態，他們就必須下一番苦工。在我心裡，如果演員被要求在街上奔跑衝刺或翻過一面牆，他們就需要透過力量和體能來獲得該項能力，而這些取決於我的指導與他們的執行力。這對我們所有人來說都是一個很好的課題：對自己和自己的表現負責。健身沒有什麼速效辦法，你必須努力朝著為自己設定的目標前進。

不過，憑藉著意志力和奉獻精神，你可以實現任何目標。與一些世界級的明星們親密共事後，我可以肯定的告訴你，這些明星與其他人的差別，就在於他們對自己的渴望和做事時的幹勁；就在於他們願意努力並且讓自己提升到更高的層次，以獲得好的結果。

我們可以從演員們身上學到許多關於跳脫舒適圈的例子。有時候，你將不得不付出艱苦的努力（雖然不見得是常常必要，我之後會解釋）。你也需要承擔一些風險和嘗試某些新事物，在你的健身計畫中加入豐富多樣性，將帶給你巨大的好處，而且也有助於進步。

從事新事物

當我改變慣例，告訴一位演員今天將使用划船機而不是往常的跑步機時，我通常收到的反應是：「但是我從來沒有划過船」。其實，那就

是我所希望的：讓他們在一個陌生的空間進行某項全新的運動。我希望他們挑戰自己的身體並感到驚訝。

關於人類身體有件重要的事情你需要知道，就是它喜歡偷懶。偷懶是因為它很聰明，身體總是試圖保存能量，創造一種生理模式和肌肉施力順序，使其在未來能夠更有效地再次進行某項活動，它只希望使用必要的肌肉去執行一項任務或功能，希望用最少的努力和能量而產生最大的影響。

當你首次或多年來第一次要求你的身體做某些事時，它會給中樞神經系統帶來壓力。你的身體將徵召所有可以完成該項任務的肌肉群，這就是為什麼一開始你通常會感到精疲力盡的原因。你的大腦忙於釐清事情，但是對你的身體拋出這些曲線球會幫助你適應或改變，讓你變得更加緊實。由於大腦和身體合作無間，它們會非常快速地找出順序和模式，所以下次當你要求身體執行相同任務時，它就會認得並瞭解該任務，然後執行得更有效率。你將不會感到如此疲勞，而這就是基本的適應。

這也是為什麼我鼓勵人們離開舒適圈並嘗試新活動和運動的理由。這些嘗試可以是任何事情，從攀岩到瑜伽或拳擊，你可能可以找到最喜愛的活動並且透過它讓身體更健壯，不過一旦你加入某些新事物，你的身體可能會受傷，因為你正在使用你從來沒有意識到自己所擁有的模式和肌肉群。

當我訓練《侏儸紀世界》的蘿拉・鄧恩（Laura Dern）時，我看見她有多麼喜歡獲得新資訊和從事新運動。為了在整個製片過程中維持健康和體態，以及維持高水準的能量和表現，她總是在尋求多樣性訓練並加以學習。我幫助蘿拉以現有環境中的素材進行多變訓練，幫助她為特定拍攝場景做好準備。

注入變化，能提供心理上的刺激並且降低無聊感。雖然有些人可能希望永遠都做相同的鍛鍊，但是我偏好在訓練中融入多樣性，因為我不斷見證了這樣能夠帶來多麼巨大的不同。

　　當丹尼爾・克雷格在牙買加拍攝《007：生死交戰》時，我們一小群人有機會住在黃金眼飯店（GoldenEye Hotel）中，這是伊恩・佛萊明（Ian Fleming）的舊別墅，可以俯瞰大海。它是地球上最不可思議的地方，當我走到海灘上，那個海灘是烏蘇拉・安德絲（Ursula Andress）和史恩・康納萊（Sean Connery）在 1962 年拍攝第一部龐德電影《第七號情報員》的代表性場景。我覺得自己極為榮幸能參與龐德電影的製作。

　　另一個關於這趟牙買加拍攝的記憶，是早起和丹尼爾在工作前一起立槳衝浪（paddleboarding）或游泳，這也讓訓練計畫注入美好的元素。牙買加的那些早晨充滿了度假氣氛，當我們在戶外享受自然的同時，也為訓練帶入了一些多樣性。離開片場，走在當地的街道上，讓我感受到一股歸屬感，還有和工作夥伴建立起的革命情感，而且會讓你覺得自己好像是某個特別事物的一部分。這趟旅程也提醒了我，如此熱愛這份工作的原因之一。

　　抓住機會，把鍛鍊計畫與日常生活融合在一起十分重要，因為多樣性的訓練，可以幫助你的健身更全面化。當你沒有進行全新的鍛鍊時，你也可以在相同的運動中加入些許改變，一樣可以帶來多樣性的益處。你可以調整一項運動的不同方面並對細節做實驗，例如：你做的重複次數，還有你做這些運動時的速度和節奏。在運動中加些變化會使更多主要肌肉周圍的穩定肌肉群參與其中，如此一來會有助於健身計畫的進展。

　　更新你的運動方法也有助於防止厭倦的發生。如果你可以避免一直

重複做同樣事情，就更可能維持動力，使計畫持續下去。而且當你離開你的舒適圈，首次嘗試某件事時，即使只是一項運動中的某個新變化，仍舊能夠幫助你繼續從事該運動和挑戰自己。

不要只做自己喜愛的運動

我們所有人都必須從事自己不喜愛的事情，對於演員來說尤其如此。丹尼爾不喜歡跑步，但是很不幸地，龐德永遠在奔跑，而且這是無法避免的。每部龐德電影的開場，007 不是在追一個人，就是被追逐，無論是上下樓梯、穿過街道和屋頂，或是撞破窗戶和門扉，丹尼爾得一次又一次地拍攝這些鏡頭。跑步和改變方向性永遠是我們鍛鍊計畫中的重要元素，即使它不是我們偏愛的活動。

你或許不必下功夫在你所愛的事情上面，因為你已經很擅長了，那也是為什麼你如此喜歡那些事情的原因。但是你應該下功夫在新的、而且更具挑戰的事情上面。最後，你甚至可能會發現自己開始喜歡一個先前不喜歡的活動。在你的健身計畫和你所做的事情中加入一些你不喜歡的元素，這就是讓自己不斷維持動機的辦法。

你會驚訝於自己的能力，不要低估自己，這是一個重要的課題，我們每個人可以實現的目標遠遠超過自己的想像。但是首先我們必須離開自己的舒適圈才能明白這一點，否則我們永遠不知道自己的可能性在哪裡。

第三章

像個孩子般訓練：獲得更多樂趣

丹尼爾·克雷格和我大部分的鍛鍊都是由丟接半小時的橄欖球開始。除了橄欖球，有時候我們也會丟棒球或是踢足球，這些球類運動都非常有趣，而且能自然而然的帶入訓練。

有些早晨我們會去騎腳踏車，而其他時候則是從事我們自己制定的迷你鐵人三項，裡面加入了游泳和跑步。我希望能在鍛鍊裡添加更多樂趣，讓丹尼爾回到童年裡的單純快樂，感受到年輕時所擁有的喜悅和自由（到了三十歲左右，我們都還認為活力充沛是理所當然）。身為孩子，你完全不受約束，不管是爬樹、跳躍還是移動都不需要思考。我喜歡演員回到那種頂空（headspace）的感覺，因為那確實是拍攝電影時所需要的——希望自己能夠很直覺地進行移動和反應。

開始一個新計畫六週後，在你的運動中加入更多樂趣和挑戰是極度重要的。因為那是大多數人最可能喪失動力且放棄的時間點，這就是所謂的停滯期。最初，你懷抱著大量的熱情，而且你會看到進步，但是接著你抵達了無法再有大進展的時期，你開始懷疑自己這麼努力是否真的值得。

此時可能是改變重複次數、節奏和活動的時候了。事實上你的身體並非處於停滯期，而是正在轉變和適應。如果你想避免自己成為六週就放棄的其中一人，你需要透過更多樂趣來度過難關。

擁抱你的內在小孩

好像有人在後面追你似地騎腳踏車、踢足球、游泳、打板球、健行、盡情衝刺（是真正的衝刺，不只是快速慢跑）。感受自己身體的律動、心臟跳動、血液在血管中流動，你會感覺到自己真正活著，這也許是你許久以來第一次有這樣的感受。

我經常告訴我的客戶們，在追求更好體態時需要帶點童心。對成人來說，做一些只有在小時候做過的事情是正向健康的，因為我們很少允許自己享受單純的樂趣，但你應該要享受這種樂趣，允許你的思緒回到一個不需要承擔那麼多規則和責任的時光，釋放一切壓力。

身為成年人的我們，往往會藉由外在的刺激，像是咖啡因、酒精和糖來提升心情和能量，鮮少是利用內在感受來激勵自己。像個小孩般的訓練，將可以幫助你找回沒有壓力且自在的時光，當時的你擁有豐富的自然能量，還有絕佳的心理健康。

要回想起孩童時的感覺並不難，也許從事一些戶外運動，可進一步增強此經驗，你將會自然而然地沉浸於運動之中，這也有助於減輕訓練伴隨的心理疲勞。

如果你剛開始進行鍛鍊，就安排了嚴格、很有結構的運動課表，那可能會讓你難以持續。保持身體和心理的彈性，才能夠讓你可以根據當天的心情靈活地調整訓練內容。當你還是一個小孩的時候，你會自動自

發的做一件你很渴望的事，而且會不斷的重複，直到那件事讓你不再感到有趣。像孩子一樣鍛鍊，除了可以增強幸福感，還可以讓你在開始的階段，更加自然的展開，而且隨著進步，還能夠輕鬆的跨到更有系統的鍛鍊中。

如果你希望實現你的健身目標，你的確會需要一些系統架構，但是有時，你必須判斷哪種類型的運動是你想要做的，以及強度多強、具體上該如何執行。當你不想要進行一套完整的訓練時，也許踢半小時的足球會更有益，像孩子般的訓練可以作為一個很好的替代方案，讓鍛鍊不再是件苦差事。允許自己偶爾有點彈性，忽略結構化的健身運動，享受更多一點的自由。

與朋友一起鍛鍊

當丹尼爾和我為了龐德電影進行訓練時，我們一起為我的角色做了定位──我最好是當個訓練夥伴，而不是一個訓練指導員。丹尼爾做的每項運動，我也會做（或者試著做）。這樣讓丹尼爾更有動力且更喜歡從事鍛鍊運動，因為他不是一個人獨自經歷這種痛苦，有我陪著他一起承受，我們共同經歷這段健身旅途。我想可以提供給所有人一則建言：與某人一同鍛鍊總是會更好，因為我們可以從他們身上汲取能量與獲得鼓舞。

如果你與朋友一起鍛鍊，你也可以從中得到社會層面的好處，因為人類天生就是喜歡群聚的動物，所以花時間與你喜歡的人相處，對你的整體健康和動機來說都是很好的。你們也可以藉此機會討論健身目標的進展，此外，一旦你們約好要見面（可能一週一次或兩次），你將不想

讓朋友失望，所以就比較不會無故取消安排好的鍛鍊計畫。

當你正要開始一個新計畫時，擁有朋友或家人的支持會更有益處。在最初的幾個禮拜，當你在生活中安排健身運動時，你們可能可以彼此支持。然而，這是一體兩面，朋友當然可以鼓勵你運動，但是也可以阻止你鍛鍊。

如果你願意，擁有一位訓練夥伴也會導入競爭元素。你看見你的朋友在你身旁努力，你也會想這麼做，甚至想做得比他更好。我曾經與艾蜜莉‧布朗（Emily Blunt）和她的丈夫約翰‧卡拉辛斯基（John Krasinski）進行過幾次聯合訓練，他們兩人很快就彼此競爭，但是他們也彼此讚美和激勵對方。艾蜜莉可能會對約翰說：「哇，我不知道你可以做到那樣」。幾分鐘後，約翰會對艾蜜莉說：「妳是怎麼做到的？讓我試試看」。

做一些平常不會做的事情

不管是在跑步機上行走或跑步，這件事在你成年之前已經做過了很多次，所以這對你來說，只是一種不斷重複的乏味活動。但是你最後一次嘗試單腳站立（愈久愈好）或碰觸你的腳趾頭是什麼時候？這些都是在童年時會因為好玩而做的事，它對於訓練穩定度很有幫助。多年後再嘗試這些事，並發現自己有能力做得到，也能帶來激勵。

我會留意我的鍛鍊課表是否有趣。另一個可以嘗試的活動是使用沙包或網球的反應遊戲。你站著背對你的朋友，當他們叫你時，你轉身並接住他所丟的沙包或球。這種遊戲對於手眼協調的訓練很不錯，而且需要快速反應的專業運動員也常使用，如 F1 賽車手和網球選手。不要害怕使用專業運動員喜愛的技術，任何人都是可以嘗試的。

第四章

活化和去活化

掃描影片，觀看
西門教練的解說

　　其他教練可能喜歡說「暖身」，但是我從來無法確定你的肌纖維是否真的暖身好了，也不確定暖身是否就一定得要提高你的核心體溫（core temperature）。這就是為什麼我喜歡稱它為「活化」而非「暖身」的原因，因為對我而言，它代表的是喚醒並啟動一個人的心智和身體。

　　「活化」過程又可分成三個部分。第一個是活化你的心智，讓你準備好從事某些比日常活動更激烈的事情，再來，也會讓肌肉骨骼系統準備好去執行工作。

　　與此同時，還會活化你的心血管系統，提高你的心跳，以便執行一項任務。我喜歡把「活化」看作是讓身體開始採取不同的態度，從日常模式轉變成活動或運動模式。簡單來說，「活化」就是讓你做好準備再採取行動，這是必要的步驟，因為如果你沒有活化你的心智並調整好心態，當你專注力不足時，受傷的風險將會增加。

　　當你愈常活化，心智與身體轉變成活動模式時就會愈有效率。有時候，你可能不想進行一次完整的鍛鍊，但是你仍然可以嘗試活化的部分，讓自己至少有做些什麼。此外，最好每一次，都要執行活化這個步驟，它可以讓你的能量開始運轉並被激發，幫助你持續完成整個鍛鍊。

我總是觀察不同運動員，探究拳擊手、美式足球員、英式橄欖球員和其他運動員們如何活化他們的心智與身體。為了幫助演員們從這部分的健身計劃中得到最大的益處，我不斷吸收新的技術並且改良我的作法。

不要過度負荷

永遠要將你訓練計劃中的這部分視為「活化」而非「鍛鍊」，所以不要使肌肉負擔過重。每個人都是獨特的個體，喜歡用的轉換模式也不同，有些人喜歡較長的活化時間，而有些人則偏好較短的活化時間。但是，無論你是哪一種，請確保你在進入主要訓練階段前，不會使你即將要鍛鍊的肌肉過度疲勞。有些人傾向在活化時就進行過重和過於激烈的活動，這樣並不會使他們的健身運動達到最佳的效果（他們的訓練需要搭配大腦，而不是自我）。

一般來說，我會讓演員們進行三十分鐘的活化，讓他們的身體準備好從事強度更高的鍛鍊。但是如果你將要進行激烈的鍛鍊，我會建議從事大約十五到二十分鐘低強度的活化，以確保你轉換到正確的模式。然而，如果你將要從事較短或較輕鬆的鍛鍊，那麼你可以隨意地做些更快和有效的活化，而且只需要花五到十分鐘。

瞬間打開開關

瞬間打開大腦開關，告訴你的心智與身體即將從標準模式轉換到運

動模式，這是非常重要的步驟。在電影界，演員在拍攝特技或動作序列時需要進行活化，因為他們必須確定自己的心智和身體已經準備好面對即將到來的工作。

演員在表演特技之前，把大腦暖身好很重要。你無法從零開始，然後直接進入一個特技動作，就如同一位運動員不會直接進入賽道並參加比賽一樣。你的心智與身體需同步運作，這點至關重要。心智與身體需要同樣快速並高效率，否則你的反應速度會顯得慢半拍，在螢幕上將無法取信於觀眾。我們都喜愛且能感受到音樂的魔力，當你按下播放鍵並聆聽最愛的專輯時，你的大腦將會釋放多巴胺，讓你享受音樂帶來的快樂。此時，音樂正在刺激你的大腦，而且或許也正在提升你的專注力和心跳。音樂可以發送出訊號，告訴你現在該工作了。

身為一名演員、運動員或是重視健身的人，擁有清楚且有條不紊的心智將會有所幫助。就像一位賽車手在上車前能想像賽道上的每個角落一樣，你可以使用相同的技巧來想像每一次的完整鍛鍊。如果你有組織、有條理，就不會感到混亂，而且將會獲得正確的訓練內容與強度。理想上，你希望能夠調控自己的情緒，當你需要時，可以開啟和關閉它們，從可控、高效的侵略性爆發，伴隨快速且動態的動作，轉化到冷靜、有控制的呼吸與動作。

活化你的心智甚至與你所做的伸展類型有關。動態伸展（Dynamism）代表更多動作，這樣會減少無聊的元素，並且對於刺激心智、傳送所需的轉換模式訊號，非常有幫助。而且因為使用的是自身的體重，還能讓你的心跳能提高一點。靜態伸展則有點無趣，而且我不認為它能帶來多大的用處。肌肉不喜歡靜止不動，它們偏好移動；它們需要被刺激，讓血液得以流動。當你從事靜態伸展時，肌肉將不會處在它們的自然狀態下，因為它們本身就是為了活動而存在的。

在我看來，動態伸展是讓你在鍛鍊開始時正確呼吸的有用方法。確保你在用力時吐氣，因為這有助於賦予你更多控制力，也能讓你更深層的呼吸，並且讓更多氧氣進入肺的下半部。

10 個我最喜愛的伸展動作

以下是我最喜歡的十種伸展動作，也是我和我的客戶們在鍛鍊時會反覆使用的項目。

1、深蹲與腿外側伸展

伸展肌肉 這個伸展動作的目標是外展肌肉群。

分解動作 雙腳與肩同寬站立，進行徒手深蹲，再將一條腿伸至側邊，同時腳尖朝上，伸展腿的內側（即外展肌），之後回到開始位置，換另一條腿，重複上述動作。

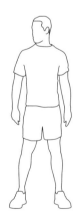
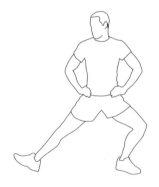

2、熊爬到鴿式

伸展肌肉 這個伸展動作的目標放在臀大肌和梨狀肌。

分解動作 站姿，雙腳打開與肩同寬，雙手放在身體兩側，以臀部為中心慢慢將身體往下，直到你的雙手碰觸到前方地面。再用雙手往前帶動爬行，直到呈現平板式。

將一條腿稍微往前移動並靠近前手臂，膝蓋呈九十度角放在地面，然後將身體往下趴。維持一段時間覺得適應時，可再用手指往前爬行，讓手臂平放在地面上，原本九十度角的腿會在身體下方呈四十五度角，同時膝蓋在胸骨下方，維持此姿勢，並且可稍微左右搖擺。

維持一段時間後，將雙手放在與肩同寬的位置，將身體撐起，把腿放回起始位置。雙手再慢慢向後爬行，以緩慢的速度回到站姿。接著，把雙手放在髖骨的位置，並且輕輕旋轉髖骨。深呼吸一次，重複上述動作換邊進行。

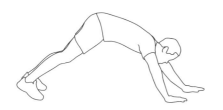

3、後跨步與髖部屈肌伸展

伸展肌肉 這個動作的目標是伸展髖部屈肌。

分解動作 雙腳與肩同寬站立，一腳往後跨一大步，讓後腳膝蓋放低至地面。雙手十指相對，並舉起過頭，並微微向後延展，以伸展髖部屈肌。要使這個動作更加動態，可以稍微的將身體前後搖擺。

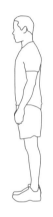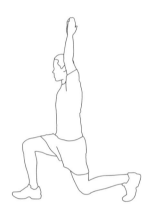

4、登山式變化款

伸展肌肉 此運動的目標是你的臀大肌和膕旁肌。

分解動作 可以在一張長凳或是地板上以伏地挺身的姿勢為起始位置。將一側的膝蓋移動至手肘處，再往後上抬，此時膝蓋呈九十度角。

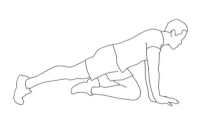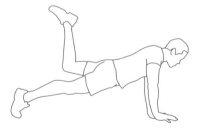

5、腰部旋轉仰臥起坐

伸展肌肉 這個動作目標是你的腹肌、下背部和臀大肌。

分解動作 仰躺，雙腳放在地板上，雙腿彎曲，雙手置於太陽穴。進行仰臥起坐，起身後，把一隻腿跨在另一隻腿上，此時，上方腿的腳踝會放在下方腿的膝蓋外側。把手肘放在上方腿的膝蓋外側，接著身體扭轉，感覺下背部的腰椎有稍微伸展到。回到開始位置，接著換另一側重複此動作。

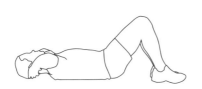
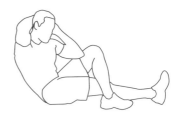

6、跪姿嬰兒式

伸展肌肉 這個動作對於雙腳、腳趾、股四頭肌和臀大肌，還有背部都很不錯。

分解動作 雙膝跪地，上半身保持直立，再讓身體坐在後腳跟上，約30秒，讓腿部得到伸展。再將身體往前趴下，將前額輕放於地板上，雙手往前延展，進入到瑜伽裡的嬰兒式，維持約20秒。

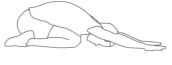

7、後跨步屈膝抬腿

伸展肌肉 可以伸展股四頭肌和臀大肌，同時也對平衡訓練有益。

分解動作 站姿，一條腿向後彎曲，用同側手握住腳踝，進行一般的股四頭肌伸展。伸展三十秒，再將那條腿向後跨步，膝蓋輕碰地面。回到站姿，再將剛的後腿膝蓋向前抬高，雙手輕扶膝蓋並往身體靠近。換另一條腿重複此動作。

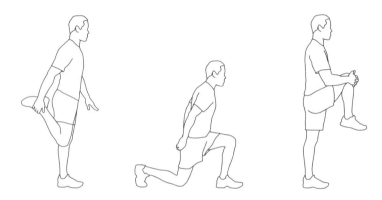

8、蜘蛛側爬

伸展肌肉 此動作的目標是股四頭肌、臀大肌和外展肌群。

分解動作 蹲姿，雙手置於前方。將雙手從最左側爬到最右側，然後再爬回來，就是這麼簡單！

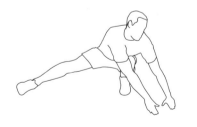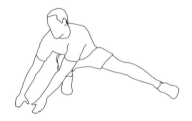

9、雙腳踩踏到站姿

伸展肌肉　目標是小腿肌肉的伸展。

分解動作　雙手平放在地板，膝蓋微彎，屁股朝上。左右腳輪流做出
輕踩地板的動作，所以永遠有一隻腳後跟離地。一邊踩踏
一邊將雙腳往前走，直到雙腳移動到雙手之間，再慢慢站
起來。

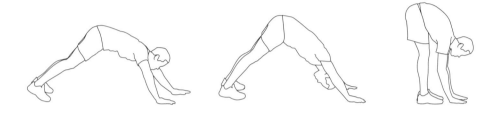

10、平板式到眼鏡蛇式

伸展肌肉　最後一個伸展動作，目標是腹肌。

分解動作　由平板式開始，手肘和前臂平貼在地面。再把臀部放下，
接近地板，並進入眼鏡蛇式，此時你的胸口朝向前方、肩
膀下沉，並且稍微向上看。

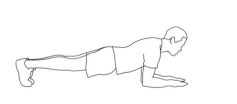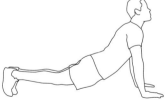

去活化

　　「去活化」要做的事情與「活化」相反，你將切換模式，退出活化模式，將身體帶回自然狀態。透過降低心跳速率和進行多面向活動，加上一般的放鬆和呼吸技巧，你將回歸到一般狀態。此時也能讓你思考和準備健身鍛鍊後要做些什麼事。大部分鍛鍊後要做的事情包括補充水分和營養，最好的燃料補給時間，在訓練結束後的二十到三十分鐘內。你也可以利用這段時間從事短暫的冥想和檢視自己的內心。

　　伸展對於正念很好，它應該可以幫助你在鍛鍊後進入正確的頂空狀態。你的身體將能夠進入到更深層的休息，伴隨較低的心跳速率，而且有助於你的復原。伸展等於是替每次鍛鍊收尾，藉此讓身體和心理知道身體活動已經結束，你差不多要步入一天當中的下個階段。有一種呼吸技巧是盤腿坐著，手輕放於膝蓋上，像是在進行冥想時的姿勢。隨著呼吸意識的提升，你的心跳速率將會降低。專注於讓氧氣填滿你肺部的下三分之一。當我們運動時，大多數人的呼吸都非常短淺，因此我們吸氣時不會完全填滿肺部。但是當你進行去活化時，試著讓最大量的氧氣進入到你的身體中，這意味著讓氧氣填滿你肺部的各個角落。重複這樣做十到十五次，就像是進入一種禪意的狀態。

　　現在衝刺十秒鐘，因為這樣將重新活化一切。你會感到精力充沛，並為接下來的一天做好準備。

第五章

我的 5-2 健身訓練法

　　與我合作的大多數演員都使用這套「5-2 健身訓練法」，我喜歡把這個方法作為健身計劃中的終極追求目標，你也將在本書看到此方法的詳細介紹。

　　我喜歡這個健身法的原因是它可以在最短的時間內提供最好的成果，而且具有調整彈性，一旦你熟悉了，就可以在任何地方、任何健身房、室內或戶外設施運用它。

　　你可能會納悶為什麼要稱之為「5-2 訓練法」，因為它包含了五種不同的訓練動作，中間穿插了兩分鐘的爆發性有氧運動。

　　當我要制訂鍛鍊計劃時，我會直接寫在健身房的白板上，當然你要寫在紙上，或是記在你的手機裡，都是可以的。在下頁的表格中，我會在左欄寫下針對特定鍛鍊目標的五項訓練動作；在右欄裡，寫下有氧運動。

　　將五項訓練運作稱為 A、B、C、D、E。從動作 A 開始，接著進行兩分鐘的有氧運動。然後你加入第二個動作（動作 A 和 B），接著再做兩分鐘的有氧運動。依此類推，做訓練動作 A、B、C，再做兩分鐘有氧；再來是運動 A、B、C、D，加上兩分鐘的有氧，最後則是動作 A、B、C、D、E，再兩分鐘有氧。

針對有氧運動，我喜歡跑步和間歇性衝刺、拳擊（打沙包），以及稱為增強式訓練（plyometrics）那種充滿爆發力和力量的動作，像是踏跳步、單腳跳與弓箭步。如果你有使用其他器具，像是戰繩，將能大大增加多樣性。只要那項運動能夠提升你的心跳速率並產生強度，幾乎都可以做。

根據我的經驗，5-2訓練法是高效健身和產生強度的絕佳方法，因為你唯一的休息時間就是當你迅速地由一個動作轉換到下一個，或是轉換到有氧運動時。

運動A	
	有氧運動
運動A 運動B	
	有氧運動
運動A 運動B 運動C	
	有氧運動
運動A 運動B 運動C 運動D	
	有氧運動
運動A 運動B 運動C 運動D 運動E	
	有氧運動

無論你做哪個運動，整個鍛鍊期間都屬於高強度的狀態。有時候我看到健身房中的人在跑步機上進行了半小時的高強度訓練，但是剩下的鍛鍊都是較低強度的運動，在不同運動之間還包含了大量休息。如果你期望的是較低強度的鍛鍊，這樣沒有關係，但是就我的計畫來說，關鍵永遠是效率和強度。5-2 訓練法可以讓你以最小的代價獲得最大的收益，在鍛鍊肌力的同時，也進行了有氧運動，更有效利用時間和精力。

　　你的身體有兩種不同的肌纖維：快肌（fast twitch）與慢肌（slow twitch）。使用 5-2 訓練法，你可以訓練到快肌，它能幫助你從事像衝刺這種爆發性的活動；也能訓練到慢肌，它能幫助肌耐力，如跑馬拉松。透過鍛鍊這兩種類型的肌纖維，你的健身計畫不容易只有單一面向。你可以自行調整去進行更長的距離以及更短的爆發，非常適合融入日常生活中。當使用 5-2 訓練法時，請注意，你可以盡量使用阻力，包括阻力繩和自身體重，以增加多樣性。

保持彈性

　　你應該根據你每天的感受，或是針對短期、長期目標來調整你的訓練計畫。不要害怕這樣的調整，你可以稍微改變訓練的順序，就能產生差異，例如比起動作 D 和 E，你做更久的動作 A。如果你想要從事含有更多有氧運動的鍛鍊，在從事運動 A 時使用增強式訓練。如果你感覺疲倦時，則做完最後的動作 E 再進行增強式訓練。一段時間後，你將知道哪種運動更適合你，以及哪種訓練順序能夠提供你最大的效益。

　　你可以輕易調整 5-2 訓練法，讓它更適合你，還能根據你當下的感覺和你試圖達成的目標，輕易地增加或移除元素，我想這就是我的客戶

會如此喜歡這套訓練法的原因。如果你希望打造多一點的肌肉組織，你可以不要進行較動態的訓練，而是以更高阻力的複合式動作來取代。

你甚至可以藉由改變數字來幫助你達到目標。如果你的目標更強調提升肌力，你可以增加訓練的數量，訂定一個 8-2 健身計畫。或者如果你的目標是耐力，譬如你為了馬拉松賽跑進行訓練時，你的有氧運動可以增加為三回，訂定一個 5-3 健身計畫。

複合式動作

我總是嘗試利用複合式動作作為我健身計畫中的一部分，因為這類動作可以徵召不只一種的肌肉群。你使用了主要的肌肉群，同時也穩定了那群肌肉周圍的肌肉，它們為你提供有效的強度，以及產生瘦肌肉（lean muscle）組織的潛能（培養瘦肌肉組織就像照顧一種稀有植物，你必須施肥、澆水然後讓它生長）。這類運動也會提高你的心跳速率，將有助於提升一點新陳代謝和增加你的熱量消耗。

複合式動作可以讓你更有效率地運用時間、身體和心智。它們非常具有激勵性，因為你可以輕易地監測自己的進展，而且往往進步的速度非常快，因為你是從多個面向去訓練身體。深蹲、引體向上和仰臥推舉都是很好的例子。利用自身重量的運動幾乎都屬於複合式訓練。

相較於單一肌群動作（isolation exercises），複合式動作更加有用。藉由複合式動作，你不必持續增加運動到你的鍛鍊中，有助於節省時間，此外，因為在鍛鍊過程中，你的肌肉已經被使用且部分疲乏了，所以持續鍛鍊會愈來愈難以維持，但是這種有效的方法為你提供了可持續性。

第六章

打造個人專屬的健身計畫

接下來，我將與你們分享我替一些知名演員所設計並執行的健身計畫。我過去替每一位演員所制訂過的計畫仍然儲存在我的腦海中，我的大腦裡彷彿有座鍛鍊圖書館。如果你提到我所參與的一部電影，即使上映發行已經超過十年，我只要回憶動作、表演和美學，就能夠想起當時是如何訓練那位演員的。我希望你能夠從中得到啟發與鼓舞，從今天起，你將看起來像電影明星般運動、感受與生活。

本書最重要的一個重點，就是你應該創造一個適合自己的計畫。你可能做了本書中的某個訓練課表，覺得非常適合自己、深受啟發。也有可能根據自己的進度和當天的感受，使用了多個訓練課表，你可以星期一做布雷克・萊芙莉的訓練課表，星期三做蕾雅・瑟度的，然後星期五再從布萊絲・達拉斯・霍華的課表中汲取靈感。或者，也有可能在一週內，同時被丹尼爾・克雷格、克里斯・伊凡和約翰・波耶加的課表所激勵。

此外，不要認為你得一成不變地遵守我訓練這些演員的方式。你可以按照自己的想法進行調整，讓這些健身計畫能更加鼓舞你，你也可以結合二或三種健身計畫的元素。我也會交給你一個工作箱，告訴你如何制定個人的健身計畫，幫助你實現個人目標。

在本書中，你將看到幾乎所有的健身計畫都包含五種訓練動作，這就是我的 5-2 訓練法。我的方法具有彈性，你可以自行調整數字，找出最適合自己的組合。

　　無論你的程度為何，我希望你能夠在這些多樣的鍛鍊中找到有用的指引。不管你是健身新手或是處於進階階段，你都可以調整一項訓練動作，使其符合你目前的程度。這些訓練課表都是我與客戶們在為一部電影做準備時所特別打造的，當然我也時常做些調整，在例行訓練中加入新的元素，你也可以這麼做。接下來所介紹的課表，還包含在訓練之前幫演員們進行的活化（常被稱為暖身）步驟，尤其在拍攝動作場景之前，用來喚醒身心、做好準備，面對即將進行的工作。

5-2 鍛鍊計畫

DANIEL CRAIG FOR *NO TIME TO DIE*

《007：生死交戰》／丹尼爾・克雷格

　　丹尼爾和我都發現到，一起運動可以有效引發訓練動機，所以我們一直以來總是將對方視為訓練夥伴，而不是教練和客戶的關係，這樣的方式對我們很有幫助。我會訂定健身計畫，然後與他一同訓練。當然，你可以單獨運動，但是如果你有機會與其他人共同鍛鍊，不妨可以試看看。

　　不過，當你與其他人一起鍛鍊時，不要只是站在一旁看他們做動作，你也要跟著做。此訓練法可充分利用你的時間，我不認為鍛鍊需要特別安排休息階段。

　　開始鍛鍊之前，先花一些時間去計畫和準備。我發現將你所有需要的設備都布置並準備好會很有幫助，如此一來，你可以有效地利用自己的時間，而且訓練時不會遺漏任何動作。

　　即使你的健身旅途才剛啟程，你仍然可以像詹姆士・龐德一樣訓練。這個訓練是我為了丹尼爾・克雷格拍攝《007：生死交戰》所打造的特別計畫。我設計了上半身的鍛鍊，能優先鍛鍊胸部和背部的推拉動作，同時訓練到腹部、手臂和腹斜肌，幫助丹尼爾在特技室和電影的動

作序列上做好準備。

　　此鍛鍊的強度，也使丹尼爾身體程度更上一層樓，幫助他度過長期且嚴苛的拍片日程。從主要拍攝日開始，丹尼爾就處於前所未有的最佳健康狀態之下，而且當時他已經五十多歲了。在電影拍攝期間，我們持續使用這種訓練以維持他的狀態。

　　現在輪到你了！這種運動順序將給予你最好的結果，最大化地增進你的肌力與耐力。它是一種動態鍛鍊，包含了所有健身元素，並且特別針對上半身的重要肌肉群。雖然本書中我分享的其他鍛鍊都遵從我的5-2訓練法，但是這套課表卻有些許不同，它是一種超級組合訓練方案，讓我可以依照丹尼爾的期望，與他一同訓練。

　　如果你的健身資歷尚淺，你可以按照你的能力來進行這套課表。視個人需求做些調整，像是改變重量、重複次數和組數。如同所有其他我所發展出來的訓練計畫，你可以根據自己擁有的時間和當天的狀態，把鍛鍊調整到最適合自己的模式。

　　丹尼爾和我每週會進行兩次這種上半身的鍛鍊，這個鍛鍊是健身計畫的一部分，該計畫還包括了更多的有氧和以動作為基礎的訓練，以及單純腿部訓練和有氧鍛鍊，同樣也是每週兩次。

　　我建議你還可以結合其他活動到你的健身計畫中，像是瑜伽、游泳、騎腳踏車或任何球類運動等，這些你喜愛的活動都可以提高你的心跳速率。只要一有機會，丹尼爾就喜歡待在戶外，這不僅可以轉移注意力，也能帶來幸福感。

活化與有氧運動

丹尼爾和我會從丟接一顆橄欖球或棒球開始。我們這樣做是因為這個活動很有趣，而且也讓我藉機與丹尼爾對話，以瞭解他當天的心情感受和期望。我會問他晚上是否有睡好，有任何掛心或擔心的瑣事，還有鍛鍊期間是否有任何不想從事的訓練。這些回饋將會決定我們將要做些什麼運動，依據丹尼爾的心情，我們可以添加或移除某些訓練元素。活化可能也包括騎腳踏車十分鐘，這些都是為了準備好進入正式的鍛鍊。

《007：生死交戰》上半身鍛鍊

五項超級組合的每一組都是由運動 A 和運動 B 所組成。如果你與一位朋友一起訓練，你們兩人會分別進行同一項超級組合中的不同運動（例如你先做動作 A、朋友先做動作 B），然後立刻交換。丹尼爾和我通常每個運動會重複 15 到 25 次，但是如果你才剛開始健身，請依照自己的能力調整。丹尼爾和我也會在每項超級組合之間做些伸展和補充水分。

◤超級組合 1

A：低位到高位滑輪飛鳥

　　這是我最喜歡用來開始鍛鍊胸肌的方式之一，因為它會使用到多種肌群。你將運用大量的穩定肌群，包括腹部和下背部的肌肉，而且同時也包含了很棒的手臂動作。為了進行這項訓練，你需要一臺傳統的滑輪機，大多數的健身房中都有。

訓練方法

1. 站在滑輪機中間，背靠著機器。雙手各拉住一條纜繩，雙臂伸直。向前走兩步，使自己處於分腿蹲的姿勢（一條腿在前）。
2. 纜繩向上拉，手肘關節不卡死，使纜繩來到額頭高度。
3. 收縮胸肌約兩秒，然後回到開始姿勢。

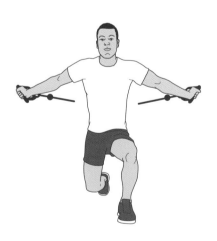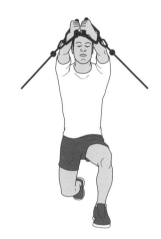

B：腹輪

　　這是另一項我最愛的運動。我喜歡它是因為你幾乎會使用到核心的每個元素，像是腹肌、腹斜肌和下背部，同時兼具等長（isometrically，當一塊肌肉張力維持固定）與向心收縮（concentrically，維持、擠壓和放鬆）。為了進行這項訓練，你需要使用腹輪，或是將槓鈴放在地上，並在兩端加上槓片。

訓練方法

1️⃣ 採取跪姿，將腹輪置於你的前方，雙手握住腹輪。腳踝交叉以保持穩定。

2️⃣ 將雙手往前推，運用核心肌群維持兩秒鐘，再回到開始姿勢。

3️⃣ 隨著你的進步，你將能夠把自己推得更遠，並且維持時間更久，直到你幾乎可以呈現水平的姿勢。

4️⃣ 利用不同的角度和身體姿勢，可使此項訓練不斷變化。

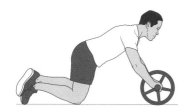 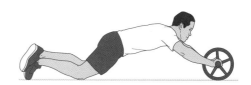

◤ 超級組合 2

A：半圓平衡球登山者式伏地挺身

掃描影片，觀看
西門教練的解說

　　這是我的訓練妙方，因為它能讓身體使用到多種元素：伏地挺身可訓練肌力，因為不穩定所以可訓練到核心，以及來自膝蓋驅動的動態動作。所有這些元素創造出了一種完美的動態訓練，將能增進你的穩定度。

訓練方法

1 採用伏地挺身的姿勢，雙手緊握在半圓平衡球的兩側，雙腳與肩同寬。將身體維持水平姿勢，啟動核心和臀肌。

2 輪流將兩邊膝蓋朝向胸口移動，然後再回到開始位置。

3 手肘彎曲，使身體下降，直到你的胸口接觸到半圓平衡球，數三秒鐘，然後回到開始位置並維持三秒鐘。

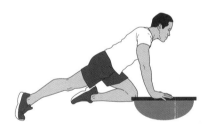
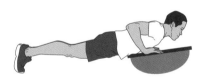

B：傳統引體向上

徒手訓練可能是最難掌握、也最難教授的訓練方式，但它們卻也是評估上半身力量增長的最佳指標。

訓練方法

1. 使用正握，雙手放在單槓上，並超過肩寬的位置。
2. 腳踝交叉，抬起腳跟，直到它們呈九十度角，這樣可以防止你的身體搖晃，並且確保啟動正確的肌肉。
3. 自己向上拉起，直到下巴稍微高過單槓，再次回到開始位置。

TIPS │ 如果這項動作對你來說很困難，可以在單槓下方擺放一張椅子，輔助你可以輕蹬將身體往上帶起。

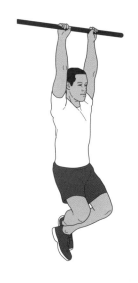 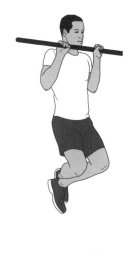

◥ 超級組合 3

A：俄羅斯扭轉

　　在鍛鍊中加入帶有旋轉和扭轉的動作是一種很棒的混合訓練。進行俄羅斯扭轉的時候，能動到更多身體側面的部分。做此動作時，你會從中得到一些阻力和旋轉，而且將會鍛鍊到下腹部，同時啟動多個部位的訓練。

訓練方法

1 坐在地墊上，握住一個能提供阻力的物品，可以是藥球、壺鈴、啞鈴或槓片，同時雙腳以四十五度角放於身體前方，腳踝交叉。

2 雙腳抬高離地面約 15 公分。身體扭轉側向左邊，然後將手上的阻力物輕碰地面，再回到開始位置。

3 扭轉到右邊，同樣地將阻力物輕碰右側地板。

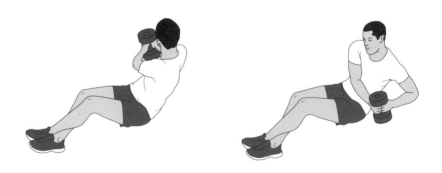

B：斜腹側屈

腹斜肌是位在你腹部肌肉的側面，它們是相當容易被忽略的肌肉群，但其實應該要像其他肌肉一樣被訓練。只要正確鍛鍊，當你的體脂開始減少時，展現出的美麗線條會令人愉悅。

訓練方法

1. 可以利用壺鈴、槓片或啞鈴作為手持重量。雙腳與肩同寬站立，一隻手伸直握住物品，另一隻手放在頭上。
2. 握著重量物的那側身體側彎，感覺你的核心、腹肌和斜腹肌有參與出力，此時，重量物應該低於膝蓋。
3. 回到開始位置。隨著你健身成果的進展，嘗試舉起更重的重量。也可以將重量物換成一條高過頭頂的彈力帶或纜繩來增加一些變化。

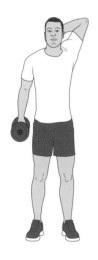 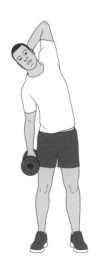

◤ 超級組合 4

A：TRX 划船和彎舉

　　TRX 是旅行時很棒的器具，還可以為鍛鍊計畫增添變化。它是一條帶子，你可以掛在門或天花板上，兩端有拉環可手握，也可以將腳放在上面。我喜歡以較原始的功能使用它。此動作先進行一次向後划船，然後進入利用體重來做的二頭肌彎舉，如此一來，你可透過訓練兩個肌肉群來產生運動強度。

訓練方法

1 站在 TRX 前面，手臂伸直，雙手手心互對握住拉環，再向後走，找到你需要的正確阻力和身體傾斜度。

2 做划船動作。手肘夾在身體兩側，使肩胛骨向內縮，將身體拉起，然後回到開始位置。

3 進行二頭肌彎舉。轉動雙手，讓手心朝上，將手臂抬到額頭的高度，將身體帶起。

4 回到初始位置，雙手手心互對握住拉環。

TIPS │ 隨著你的進步，你可以調整身體後傾的角度，直到幾乎與地面平行。

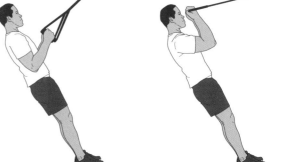

B：撐體

　　就像傳統的引體向上一樣，這種健身技巧是很棒的肌力測量儀。沒有什麼事是比能夠反覆撐起自己的體重更棒了。

訓練方法

1 跳上雙槓撐體架，此時手肘伸直向後、腳踝交叉，讓雙腿彎曲成九十度角，並將胸口抬高。

2 專注於前方，降低身體，讓手肘彎曲成九十度角。

3 回到初始位置。

TIPS　｜也可以藉由在雙腿之間夾住一個壺鈴或槓片來增加阻力。

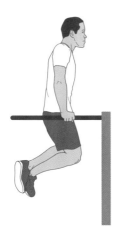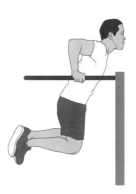

超級組合 5

A：懸吊抬腿＆雨刷式運動

這項訓練是一種很好的變化形式，而且補足了之前核心運動的不足。雨刷式的元素融合了腹肌、斜腹肌和肋間肌（肋骨間的肌肉）的等長核心收縮，讓你可以精準地鍛鍊到那些肌肉群。

訓練方法

1 雙手正握握住單槓。伸直手臂，慢慢把雙腳抬離地面。

2 把膝蓋抬高至你的胸口，再回到開始位置。

3 也可藉由雙腳稍微碰觸地面來增加此運動的強度。

4 進行雨刷式運動。膝蓋抬高至胸口，將膝蓋向左旋轉四十五度角，回到開始位置，然後再向右旋轉四十五度角，再回到開始位置。這裡可以依據你的能力進行調整，可在雙腳間夾住一個壺鈴或單純讓雙腿伸直。

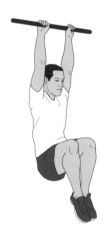 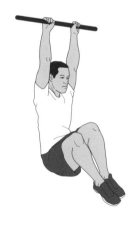

B：倒轉半圓平衡球纜繩收縮

半圓平衡球可以幫助你訓練穩定度，加上以纜繩作為阻力，對於姿勢發展的助益很大。當演員們需要拍攝複雜、精心編排的特技序列時，這個訓練可以提供很好的幫助。

訓練方法

1. 站在半圓平衡球上，硬的那面朝上，身體面向滑輪機。
2. 滑輪機現在應該位在你的身體中間。手臂呈現交叉姿勢，右手越過身體中線，握住左邊的纜繩，左手握住右邊纜繩。
3. 膝蓋放鬆，並且看著牆壁上的某個焦點。
4. 手臂打開向後拉，呈現十字架位置，擠壓並收縮肩胛骨，同時保持穩定。數到四，然後回到開始位置。

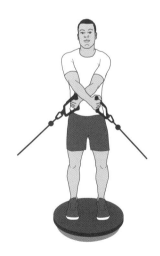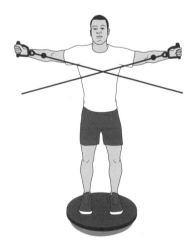

丹尼爾的鍛鍊計畫 DANIEL'S WORKOUT

超級組合1
A：低位到高位滑輪飛鳥×25次
B：腹輪×25次

伸展／補水

超級組合2
A：半圓平衡球登山者式伏地挺身×25次
B：傳統引體向上×25次

伸展／補水

超級組合3
A：俄羅斯扭轉×25次
B：斜腹側屈，每側×25次

伸展／補水

超級組合4
A：TRX划船和彎舉×25次
B：撐體×25次

伸展／補水

超級組合5
A：懸吊抬腿和雨刷式運動×25次
B：倒轉半圓平衡球纜繩收縮×25次

伸展／補水

5-2 鍛鍊計畫

LÉA SEYDOUX FOR *NO TIME TO DIE*

《007：生死交戰》／蕾雅・瑟度

　　我猜想蕾雅・瑟度（LÉA SEYDOUX）的鍛鍊計劃將吸引許多女性來閱讀此書。這些簡單的健身運動將促進妳的肌力、耐力和姿勢，它是一個很棒的全方面鍛鍊計劃，而且也的確是蕾雅在演出《007：生死交戰》時所需要的。

　　蕾雅偏愛短時間且激烈的課程，不喜歡從事長時間的健身運動。如果妳的時間有限，這種鍛鍊計劃既快速又有效，而且如果妳像蕾雅一樣專注努力，很快就可以看到成果。

　　過去二十年間，我與幾位龐德女郎共事過，從《007：縱橫天下》的丹妮絲・理查茲（Denise Richards）到《007：誰與爭鋒》的荷莉・貝瑞（Halle Berry）和蘿莎蒙・派克（Rosamund Pike）。龐德女郎有時候為了該角色必須做出一些相當特別的動作。像是蘿莎蒙所飾演的米蘭達・福斯特（Miranda Frost）必須要會劍術，因此我訓練正確的肌肉群，讓她能夠表現出這一點。當我訓練這些龐德女郎時，有件事總是排在我心中的第一位：她們的鍛鍊永遠不能太過極端，而是要考慮到優美的姿勢、優雅的動作。我是抱持著這個理念去協助蕾雅準備

《007：生死交戰》中，她所飾演的瑪德琳・史旺（Madeleine Swann）醫生。《007：生死交戰》是我們兩人在《007：惡魔四伏》後合作的第二部電影。

蕾雅在劇中有大量奔跑和動作特技的演出，我必須確保她的體能足以承受這漫長又艱辛的拍攝過程，所以維持她的體力和健康是首要任務，但為了符合角色設定，又不能讓她的肌肉顯得過於發達。如同所有的龐德女郎，蕾雅在螢幕上必須展現出強大的自信，而我希望這份健身計畫可以幫助她獲得一些自信。

雖然我有一年以上的時間去訓練《007：生死交戰》中的丹尼爾・克雷格，但是訓練蕾雅的時間卻少得多，因為她在劇中的體能表現不用像丹尼爾這麼大量。針對蕾雅，我們最終實現的目標是使她展現出迅速、高效和充滿活力。現在，妳們也可以像個龐德女郎一樣訓練。

活化與有氧運動

為了喚醒蕾雅的身體和心理，我喜歡讓她從拳擊、衝刺、跳箱和側跨步開始。她也會做一些行走弓步，再回去做打拳擊墊和利用半圓平衡球進行的少量伏地挺身。這類的活化可以從肌力訓練到有氧再到伸展，這也意味著蕾雅活化了每個肌肉群，並且讓身體的一切開始運轉。每次拍攝動作場景前，我會讓她打拳擊墊，如此會加強一些攻擊性，並且增進她的手眼協調，同時跑跳步，訓練她的心肺與協調性。

從在跑步機上衝刺、波比跳、使用室內滑雪機（SkiErg machine，像是一個站立的划船機）到騎腳踏車，我要求蕾雅盡可能從事愈多不同類型的有氧運動愈好。如此一來會刺激她身體與大腦的不同部位，所以

她不會覺得厭煩。

　　對於動作電影的每位演員來說，波比跳是一種很棒的爆發性運動。波比跳時，由於你要預防與地面相撞，所以必須要能夠快速反應和回到開始位置。如果你的雙腳太慢回到正確位置，那麼你看起來就不像個運動員或是不具備運動員的能力。理想上，希望你能夠直接跳起來並且迅速地接觸和離開地面。蕾雅的鍛鍊中也包含大量的衝刺，因為在這些電影中有大量奔跑的戲分。

◣ 蕾雅的 5-2 必勝鍛鍊計劃

半圓平衡球深蹲

一般的徒手深蹲本身就是個很棒的運動，不過當你站在半圓平衡球（硬的那一面）上深蹲時，會因為不穩定性，讓你可以喚起更多不同的肌肉群，同時努力保持穩定。

(訓練方法)

1 站在半圓平衡球上，雙腳打開與肩同寬，讓腳趾稍微向外。

2 慢慢下蹲，直到膝蓋彎曲呈九十度角，然後保持此姿勢數到四。

3 再將腳後推起，運用一些爆發力，快速回到起始位置。

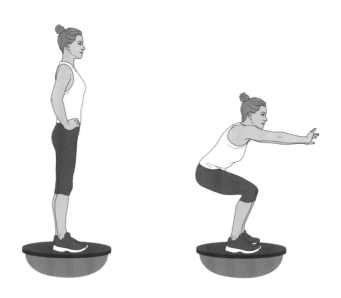

半圓平衡球弓箭步

透過這些弓箭步動作，鍛鍊有助於衝刺的力量肌肉。同時分別訓練雙腿，有助於避免身體不平衡。

訓練方法

1. 半圓平衡球的硬面朝上，把一隻腳放在上面，另一隻腳往後踩。手掌放在平衡球的兩側，與腳平行，像是正要準備短跑衝刺時的姿勢。
2. 後方的腳往前移動抬起，並讓身體慢慢呈現站姿，並將腿抬高，膝蓋彎曲九十度角，呈現單腳站立。
3. 再回到開始位置，將抬高的腿回到身後、雙手放回平衡球的兩側。
4. 換另一條腿，重複此動作。

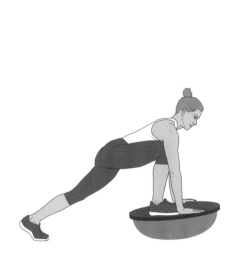

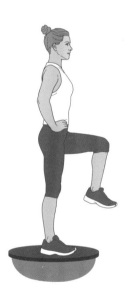

半圓平衡球跨步

　　這種跨步是鍛鍊臀大肌和股四頭肌的好方法，而且還能增進速度與靈活度。前兩項訓練是身體直向練習的，現在則是進行橫向練習的時候了，身體需要在不同的平面上動作，從一側到另一側，並且往前和往後。

訓練方法

1　平衡球軟的那一面朝上。站在平衡球側邊，將一隻腳踩放在球體的中間。

2　側跳到另一邊，讓換另一隻腳踩放在平衡球上，並且稍微往下蹲。動作時，雙手緊握置於身體前方，胸口抬高。

3　再跳回另一側、下蹲，有節奏地重複這個動作。

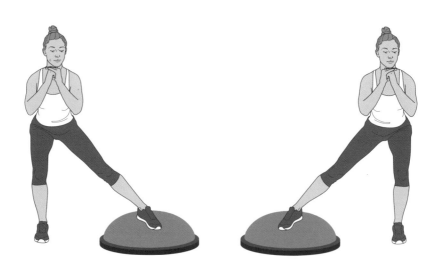

半圓平衡球時鐘動作

　　蕾雅在戲中的角色必須身手敏捷，而這個運動可以幫助她動作俐落快速，而且對於空間覺察和同時運用多個肌肉群的能力，也很有幫助。

訓練方法

1 平衡球的硬面朝上，右腳站立在上面，左腳懸空離地約 15 公分、腳尖朝前。

2 左腳以順時針的方式移動，從十二點鐘方向（腳跟向前）移動到三點鐘（腳跟向右）、到六點鐘（腳尖向後）再到九點鐘方向（腳踢向左）。

3 再換成左腳站立在平衡球上，並重複上述動作。

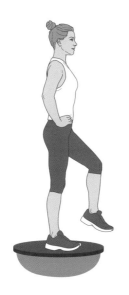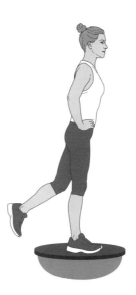

半圓平衡球丟接球

　　這項訓練對於促進你的協調能力、速度和靈活度，都很有幫助。

訓練方法

1️⃣ 單腳站在平衡球硬的那一面上。如果第一次嘗試此動作，也可以將雙腳打開與肩同寬，站在上面。

2️⃣ 啟動臀大肌、腹肌，膝蓋保持放鬆或微微彎曲。手臂往前伸直，手掌朝外並看向上方。

3️⃣ 一位訓練夥伴由不同位置（從高到低和從左到右）將網球、抗力球或重量沙包拋給你。

4️⃣ 接住並將球丟回給夥伴後，回到開始位置，準備丟接下一球。

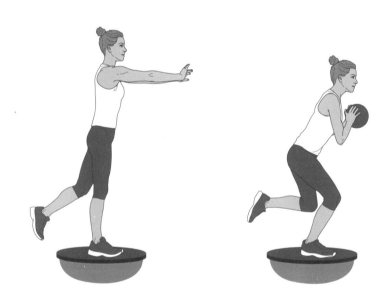

蕾雅的 5-2 鍛鍊計劃 LÉA'S WORKOUT

半圓平衡球深蹲×25次

	有氧運動

半圓平衡球深蹲×20次
半圓平衡球弓步，兩邊各×20次

	有氧運動

半圓平衡球深蹲×15次
半圓平衡球弓步，兩邊各×15次
半圓平衡球跨越，兩邊各×15次

	有氧運動

半圓平衡球深蹲×10次
半圓平衡球弓步，兩邊各×10次
半圓平衡球跨越，兩邊各×10次
半圓平衡球時鐘動作×10次

	有氧運動

半圓平衡球深蹲×8次
半圓平衡球弓步，兩邊各×8次
半圓平衡球跨越，兩邊各×8次
半圓平衡球時鐘動作×8次
半圓平衡球丟接球×8次

	有氧運動

5-2 鍛鍊計畫

CHRIS EVANS FOR *CAPTAIN AMERICA*

《美國隊長》／克里斯・伊凡

　　克里斯最激勵人心的地方不在於他身形的轉變，而在於他的心態。他展現出當你全心全意開始努力時，就能實現怎樣的目標。

　　克里斯明白為什麼人們會想要一個「平衡」的體型。他大學時有做一些健身運動，加上這些年來的鍛鍊重點都放在胸部、肱二頭肌和腹肌的關係，當他來找我時，他的身形有一點點「不平衡」。你當然可以練那些讓你感到虛榮的肌肉，但也不要忘了練那些自己看不見的肌肉，尤其是背肌。

　　要把一個普通人轉變成漫威超級英雄，而且還是一直以來只存在於漫畫上的角色，在電影的呈現上是一個極具挑戰性的工作。在平面紙上畫出肌肉很簡單，可以隨意畫出自己喜歡的大小和輪廓，也可以畫出纖細的腰身，當大家對這些已經有了既定印象，來到真實的世界裡，你就必須實際建構和雕塑出這樣的肌肉組織。

　　拍攝第一部《美國隊長》時，我有幸與漫威創造者之一的史坦・李（Stan Lee）對談，他告訴我他的夢想。我也與導演喬・約翰斯頓（Joe Johnston）聊過，他列出所有他的視覺參考，向我說明他想像中

的克里斯應該如何行動並且看起來像個美國隊長。

喬向我展示的不僅是電影的分鏡腳本，在一次會議中，他甚至帶了模特兒到場，讓我明確知道他喜歡模特兒身材的哪些地方，還有我應該要加強克里斯的哪些部位。喬告訴我，他希望克里斯擁有怎樣的六塊肌，克里斯的斜肌應該看起來如何，以及他期望的胸膛是哪種類型，希望確保我訓練出的克里斯是他所想像的比例。你從漫畫中可以得知美國隊長的肌肉非常發達，而且手臂粗壯、胸膛寬厚還有六塊腹肌，那就是我們需要盡力模仿的。喬對於背部也非常在意，因為他希望克里斯的身材看起來就像是一直攜帶著一張盾牌的樣子，好像盾牌就是他背部的一部分。

這次的改造花了一年的時間。為了確保訓練進度順暢，我在波士頓的住所與克里斯的只距離兩條街，這代表我可以騎著腳踏車快速的到達他的住所，或是與他約在健身房碰面。在最初的六或七個月裡，我試著盡可能地讓克里斯多做鍛鍊，每天都安排兩次的健身時段。雖然這段期間讓人精疲力盡，但是我仍舊讓克里斯的生活如常，而他同時還在拍攝另一部電影。當克里斯發現這樣的安排真的很辛苦時，我會告訴他要有耐心地撐下去。

此健身計畫幫助克里斯打造出他所需要的明顯肌肉與線條。從美學的角度來看，我喜歡肌肉有很深的線條感，當身體移動和肌肉收縮時，可以很自然地看到肌肉線條，不會看起來臃腫鬆軟，而攝影機也可以輕易地捕捉到肌肉律動及張力。

克里斯以美國隊長的樣子從吊艙中現身，而瘦弱的史帝夫‧羅傑斯就此消失，這是一幕非常有美學的場景。為了扮演美國隊長，克里斯需要速度與靈活度。他要具備高度活力，加上超快反應與驚人的手眼協調能力，你不能讓他只是「看起來」很像，而是要「表現」也是

如此。美學是這部電影的關鍵，但是美學也需要回歸到表演上面。

　　我永遠忘不了拍攝吊艙場景的那一天。那天對克里斯來說很重要，對我來說也是。當時我就站在史坦・李的旁邊，我們兩人都看著克里斯，然後史坦對我說：「現在有美國隊長了」。

活化與有氧運動

　　克里斯經常跳上跑步機，在斜坡上走十到十五分鐘，或者他會騎腳踏車。他也會從事少量我們之後會進行的動作。我總會提醒自己，我占用了一位非常忙碌的人很多的時間，因此我會試圖讓演員們同時處理多項工作。假如我要求克里斯從事四十五到六十分鐘的有氧運動，那麼我就會確保他有時可以在健身房邊騎腳踏車邊讀他的劇本。然而，有時候我需要客戶從事一些更高強度的有氧運動，而那些時候，一名演員就不太可能一心多用。

克里斯的 5-2 鍛鍊計畫

硬舉

　　這是克里斯認為最困難的訓練，不過這也是能讓他徹底轉變的訓練。沉重的硬舉可以刺激許多中樞神經系統，這就代表它會徵召更多的肌肉，而你將更快地獲得更多的適應力與肌力。硬舉是讓你能容易看見自己進步的訓練之一，舉起的重量可以增加得非常快速。

訓練方法

1️⃣ 雙腳打開與肩同寬，站在槓鈴前面，腳趾朝前。將注意力集中在前方。

2️⃣ 一隻手使用正手握法，另一隻手採取反手握法。

3️⃣ 背部和脖子保持中立位置，彎腰並舉起槓鈴，接著回到站姿，將槓鈴輕輕接觸到你大腿的中段。你應該非常輕微地向後傾。

4️⃣ 根據你的能力和動作範圍，把槓鈴降低到小腿中段或放回地板。

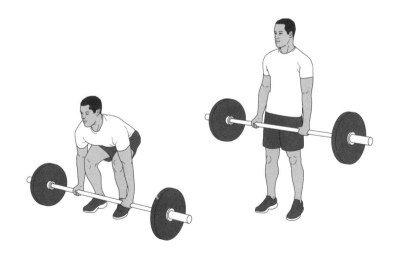

臥推

　　你已經做過了硬舉，現在你將做臥推來轉換啟動的肌肉群。這項訓練能讓你啟動多種大型的肌肉群，例如胸部和肩膀的肌肉，以及肱三頭肌這種用於穩定的肌肉。它也很容易做其他變化式，例如改變角度、節奏、抓握方向，以及重複次數。不過不要嘗試舉起超出你能力所及的重量，因為這不但沒有必要，也容易導致無可避免的傷害。

訓練方法

1️⃣ 你會需要一位訓練夥伴來作為你的協助者（或是要求健身房中的某人來協助你）。或者，你可以使用史密斯訓練機，這是一種訓練機器，上面有固定在鋼軌內的槓鈴，當你舉起和放下重量的時候，它可以幫助你安全地獨自進行運動。

2️⃣ 仰躺在平坦的長凳上。雙腳平放在長凳或是長凳兩側的地面上。

3️⃣ 雙手打開與肩同寬、舉起槓鈴。在進行此動作的第一階段時，應該要有人幫助你，尤其是當槓鈴上的重量很重時。

4️⃣ 緩慢降低槓鈴到你的胸口。

5️⃣ 使用爆發力，將槓鈴舉回開始位置，此時你的手肘是鎖緊或伸直的。

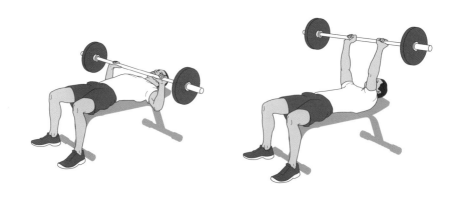

引體向上

　　這是一個鍛鍊肌肉與肌力的絕佳運動。你會感受到自己的重量並且使用單純的自然力量將自己拉上去。

訓練方法

1. 使用正手握法，雙手與肩同寬握住單槓。
2. 腳踝交叉並且勾起腳跟，直到它們呈現九十度角，如此一來可以防止你身體擺盪，並且確保你使用到正確的肌肉。
3. 把身體往上拉，直到下巴稍微高過單槓，再回到開始位置。
4. 如果這個訓練對你而言有難度，可以將一條彈力帶綁在單槓上，讓一腳可以踩在彈力帶上輔助，可以分擔一些身體重量。
5. 或者，你可以在單槓下方擺一張長凳或椅子，這樣能夠讓你在完全下降之前有所支撐而再拉起來。

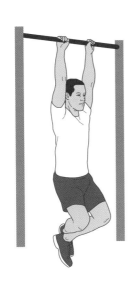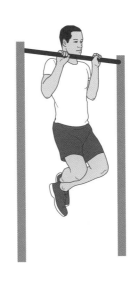

撐體

如同傳統的引體向上，這是一種很棒的肌力測量儀。沒有比能夠反覆撐起自己的體重更好的感覺了。

（訓練方法）

1 跳上雙槓撐體架，手肘鎖緊或在你身後伸直，腳踝交叉，雙腿彎成九十度角，然後胸口抬高。

2 降低身體，直到手肘彎曲成九十度角，過程中請把注意力集中在自己的前方。

3 回到初始位置。

TIPS ｜ 你可以透過用雙腿夾住一個壺鈴或槓片來增加阻力。

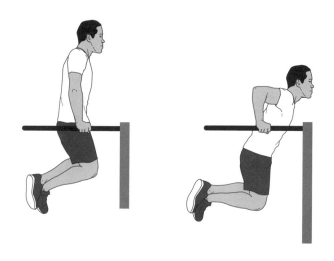

深蹲

　　要鍛鍊出雙腿的肌肉是很棘手的。當你在健身房時，你將必須承受一些痛苦，然後之後你的腿可能會酸痛個幾天。我相信鍛鍊雙腿也有助於上半身的轉變，因為這種鍛鍊會產生大型的化學反應，可以幫助你打造全身大部分的肌肉組織。

訓練方法

1 嘗試使用護頸套，這樣會比較舒適。

2 站在深蹲架前面，在約肩膀高度的地方放一根奧林匹克舉重健身槓。

3 雙腳打開與肩同寬，小心地舉起健身槓，然後往後走兩步，注意力仍然維持在前方。

4 腳趾稍微向外。蹲下，讓你的臀大肌或臀部持續出力，直到膝蓋彎曲成九十度角。

5 停留一下再回到開始位置。

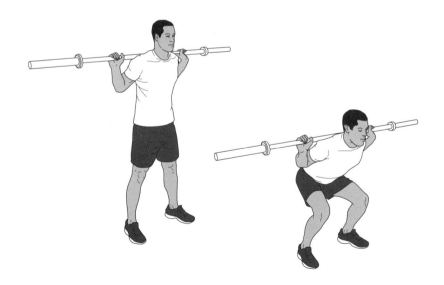

克里斯的鍛鍊計畫 CHRIS'S WORKOUT

硬舉×25次
有氧運動
硬舉×20次 臥推×20次
有氧運動
硬舉×15次 臥推×15次 引體向上×15次
有氧運動
硬舉×10次 臥推×10次 引體向上×10次 撐體×10次
有氧運動
硬舉×8次 臥推×8次 引體向上×8次 撐體×8次 深蹲×8次
有氧運動

5-2 鍛鍊計畫

JOHN BOYEGA FOR *STAR WARS*

《星際大戰》／約翰・波耶加

　　和很多人一樣，約翰並非天生就很協調，但是他並沒有因此氣餒，反而很開心去嘗試那些從未嘗試過的訓練，這一點令我驚嘆。當你是個新手，或剛開始一個新計畫時，你在健身房裡會感到有點不自然或害羞。但是即使你可能肌力不足或協調性不佳，你都走在將要感覺良好的正確道路上，而且當你有所進步時，你的自信也會隨之成長。

　　我告訴約翰對於鍛鍊要抱持著「活在當下」的心態，而不是一直想著接下來要做什麼訓練。如果你無法完全專注於現在，你就無法專注在正確的姿勢上，所以「專注當下」絕對是避免傷害和增進技能的關鍵。

　　拍攝《星際大戰》電影伴隨著前所未有的挑戰。電影裡面往往有許多精心安排的打鬥場面，演員們需要穿著笨重的服裝，使得行動具有挑戰性。約翰・波耶加的行動必須像是經過訓練的衝鋒隊員一樣，這對於他在準備《星際大戰》三部曲中的其中兩部：《最後的絕地武士》和《天行者的崛起》的角色時，非常關鍵。我設計了一個能夠提供他飾演芬恩（Finn）所需的速度、靈活度和耐力，並且使他表現出幾乎毫不費力的打鬥場景。

當約翰來找我時，他的狀態沒有太好，但也不是太糟糕。只是感覺到他一直沒有接受到正確的鍛鍊計畫，也沒有訓練到正確的重點。我發現許多年輕演員都只注重舉重和變強壯，而沒有考慮到他們的角色與要展現的特技需要哪種類型的健身訓練。

我稍微改變了約翰的計畫，不過仍然使用一些類似的訓練技巧帶入到 5-2 訓練法中，如此一來就會改變身體的反應方式，因為這不僅是專注於發展肌肉組織，還會維持已存在的肌肉組織，同時減少體脂肪。此外，還能提升動作能力，這正是約翰和我認為該角色所需要的能力。

我很常對約翰以及其他我訓練過的演員們說：「我們只有這麼多時間能進行鍛鍊。把門鎖上，現在這是你專屬的空間，沒有人可以進來打擾你」。如果我正在訓練一位演員，而我讓健身房的門開著，通常就會有人進來打擾我們。可能你正在進行某項訓練時，有人進來說他們有個問題，很快就問完（但是從來都不快）。這對我來說會帶來很大的困擾，因為要讓一位演員專注當下並維持高強度的訓練，我需要完全集中注意力。你也應該試著讓健身時的干擾降到最低，沉浸在自己的世界中。

活化和有氧運動

我常在健身房為約翰安排一個活化敏捷度的循環訓練。通常，這種活化訓練是多方向的，可為肌肉做好行動準備。我喜歡使用的訓練有繞圓錐體（slalom cones）、快速跑梯子（fast-feet ladder run）和增強式跳躍（plyometric jump）等等。之後再進行帶有減速訓練的衝刺，以及向後跑等訓練。接著我們會做跟推進有關的運動，有時候是使用「推雪

橇」（一種像雪橇的簡單設備，你可以在上面擺放重量，然後進行推或拉），以及阻力帶訓練。

在這些訓練中間，我大多會安排某些形式的動態伸展，活化與暖身通常會花十五分鐘左右。有氧運動方面，約翰喜歡地墊運動，但是我鼓勵他做梯子訓練，因為這會讓他獲得拍攝電影時所需要的速度感。大約百分之五十至六十的跑步傷害都是來自於減速，因為我們都習慣加速而不擅長減速。不信你問問自己，上次向後跑是什麼時候？所以，請訓練自己剎車並試著反方向跑步吧。

約翰的 5-2 鍛鍊計畫

低位滑輪推胸

我幫約翰設計的訓練動作經常使用到纜繩，因為他喜歡它們勝過啞鈴，加上我們一致認為它們也同樣有效。我也很高興，因為纜繩能夠徵召許多輔助穩定肌群，所以你將會鍛鍊到主要肌群和相關支持穩定肌群。此項訓練中，主要肌肉群為胸肌，透過肩膀得到穩定度，而你也會訓練到手臂。

訓練方法

1 背對滑輪纜繩機，正手握住低位纜繩。

2 往前走三步，使手臂打直，肩胛骨後縮。

3 一隻腳跨步向前，背部保持在中立位置，胸口略微抬高，掌心相對，再將纜繩上拉至額頭。

4 停留三秒，再回到開始姿勢。

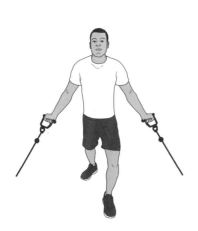
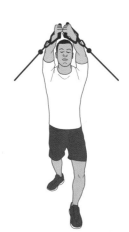

高位滑輪推胸

　　透過低位再高位滑輪推胸的訓練，能使肌纖維在動作過程中產生變化和激活，且能讓整個肌群都被使用到，並在肌纖維激活的過程中轉換不同運作型態。

訓練方法

① 把纜繩移動到頭頂上方，雙手握住拉環。

② 往前走，稍微離開滑輪機，胸口抬高，此時，拉下纜繩，直到你的手掌在身體前方互碰（大約是在腰部的位置）。

③ 停留三秒鐘，再讓纜繩回到初始位置。

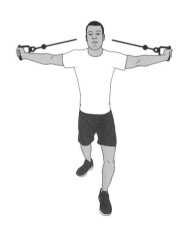 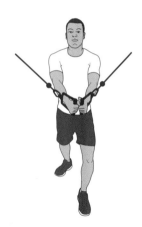

滑輪上斜轉體

這是另一項會使用到多種肌肉群和大量動作的運動。你會鍛鍊到臀大肌、腹斜肌和主要的核心肌肉，以及你的手臂。當你使用這些肌肉群時，你的心跳速率將會提高，因此也相當有助於心血管健康。

訓練方法

1. 站在滑輪機的側面，纜繩移動到低位，雙手抓住一個拉環。你的手臂會越過身體中線。
2. 離開滑輪兩步。
3. 俯身向下，靠近滑輪的那隻腿彎曲，另一隻腿則伸直。
4. 臀大肌、股四頭肌和核心肌群使出爆發力，然後用伸直的手臂將滑輪往斜上方帶，以四十五度角越過你的身體。
5. 眼睛要跟著雙手一起移動，這是此項訓練的關鍵。
6. 另一側重複上述鍛鍊。

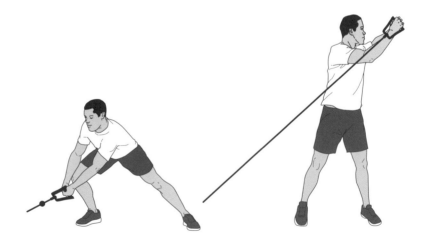

手臂基礎動作組合

　　這組動作非常適合用於發展肱二頭肌和前臂的肌肉，而且最後一組動作也能訓練到肩膀的一塊小肌肉——小圓肌（teres minor），它會讓你擁有良好的姿勢，同時預防你的肩膀前傾。

訓練方法

1. 訓練時可以採取跪姿、站姿或坐在長凳上。
2. 第一個動作是啞鈴肱二頭肌彎舉。啞鈴應該距離你雙腿約 15 公分遠。慢慢舉起啞鈴到肩膀的高度。
3. 將手肘抬高一些，做進一步的推舉，然後回到開始位置。
4. 改變雙手的姿勢，掌心朝向身體，啞鈴靠近雙腿位置。
5. 彎舉啞鈴到肩膀高度，然後手肘些微傾斜，再回到開始位置。這樣做可以改變你訓練肱二頭肌的重點部位。
6. 維持此強度，將啞鈴往上舉起，掌心朝上（面對天花板），啞鈴會互相碰觸。這是一個內轉和外轉的動作。
7. 保持手肘在你身體兩側收緊，將啞鈴往上推並讓它們分開，直到它們之間距離約 25 到 40 公分左右。
8. 回到開始姿勢。

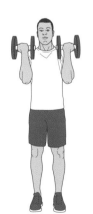
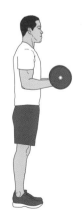
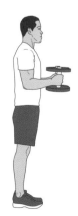

肩膀基礎動作組合

我喜歡使用這組肩膀運動，因為這些運動可以讓你一次訓練到肩膀的各個部位。

訓練方法

1. 開始，雙手拿起一對啞鈴，放在身體前面腰部高度，手臂稍微彎曲。
2. 啞鈴朝兩側平舉到肩膀高度，手肘保持微彎，這邊重點放在肌肉而非關節。
3. 回到開始姿勢。
4. 轉動啞鈴，使手掌朝向身體。手肘微彎，將一手啞鈴向前舉高到肩膀高度。
5. 回到開始姿勢，然後換另外一隻手動作。
6. 把啞鈴往上帶，幾乎是靠在肩膀上。
7. 將啞鈴推舉到頭上，並讓它們輕碰，再回到開始姿勢。
8. 彎腰（背部保持挺直），啞鈴垂放在身體前方，大概胸口的下方。
9. 將啞鈴拉起，手肘微彎。你會感受到上背部肌肉緊縮夾緊，再把啞鈴放回初始位置。

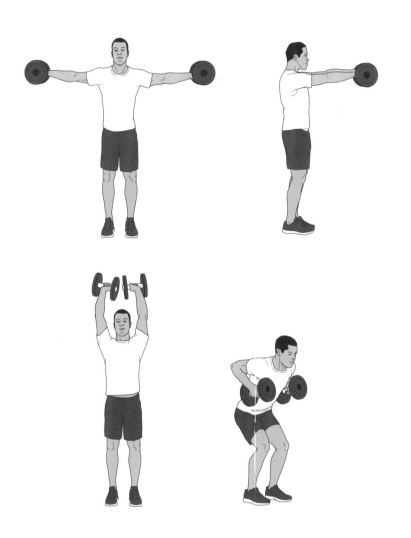

約翰的鍛鍊計畫 JOHN'S WORKOUT

低位滑輪推胸×25次
有氧運動
低位滑輪推胸×20次 高位滑輪推胸×20次
有氧運動
低位滑輪推胸×15次 高位滑輪推胸×15次 滑輪上斜轉體，兩側各×15次
有氧運動
低位滑輪推胸×10次 高位滑輪推胸×10次 滑輪上斜轉體，兩側各×10次 手臂基礎動作組合×10次
有氧運動
低位滑輪推胸×8次 高位滑輪推胸×8次 滑輪上斜轉體，兩側各×8次 手臂基礎動作組合×8次 肩膀基礎動作組合×8次
有氧運動

第七章

不要過於苛求自己

當你像我一樣與演員們密切合作時，你就可以看到飾演重要角色對他們造成的壓力。製作一部動作電影是一個繁複的過程，無論是在生理上還是心理上。有些演員在壓力下的表現會更好，產出最好的作品和表演，但這往往是一條布滿荊棘的道路。

我時常在鍛鍊計畫中使用多種技巧，試圖幫助他們減輕一點這種壓力。片場裡的人都會對演員們有一些要求，而我會盡可能地為他們提供鍛鍊、恢復和營養，以及一些逃避現實的方法。我不希望我與客戶相處的時間讓他們感覺像是在工作，可以的話，我會希望營造成像是一種休閒和獎勵的時間。除非有必要或相關，否則我會試圖不把工作壓力帶入健身房。當我訓練丹尼爾‧克雷格時，我總會嘗試將我們的對話導向美式足球、橄欖球，或是週末發生了什麼事，任何能讓我們開懷大笑的事情。

演員們在身體疲勞前非常容易出現心理上的疲倦。他們正在嘗試具體化一個角色，可能要記住大量的對話臺詞，或是必須掌握一種特定的腔調或舉止，這些都會讓人感覺精疲力盡。他們總是以完美為目標，而且追求的不僅僅是角色外表的完美。當每部電影開始拍攝後，我的職責最困難的部分在於何時對演員說：你現在休息會比鍛鍊更有益。

亞當‧崔佛有著軍旅背景，和我一樣。當我為《星際大戰》訓練他時，我瞭解這位前海軍陸戰隊員在健身房中所期望的強度與紀律。我看見他為了準備自己的角色是多麼地專心致力。但是偶爾我們會在凌晨四點三十分的愛爾蘭健身房中過於逼迫對方，這時就是我必須告訴亞當「夠了就是夠了」的時候。我會跟他說：「我們現在來進行恢復訓練」。但是我知道在他心中，他希望更督促自己並繼續鍛鍊。說服某人不要再鍛鍊下去，有時候比鼓勵和激勵某人去鍛鍊更困難。亞當希望每天在健身房中運動一到兩小時，不論他當天感覺如何，或是他的行程表排得多滿，因此我時常不得不告訴他不要這樣做。有時候結果與你鍛鍊多麼認真無關，而是與你多麼努力恢復有關。

　　演員們有時候必須進入自己內心相當黑暗的地方，以揣摩所飾演的角色，這在拍攝期間可能會造成損傷。當我訓練演員進行重大轉變時，我喜歡對過程的各個方面進行微觀管理，以確保他們不會生病。我會一直關注他們的表情、感覺和反應。

　　我也會確保他們不會做出任何對自己健康有危害、長期來看可能難以復原的事情。你應該要隨時都可以回到自己的原始狀態，不過當演員必須為了一個角色減肥時，情況會有點棘手，因為他們無可避免地會開始享受變輕的感覺。但是這種享受的感覺通常只會維持一段時間，接著他們會開始倦怠，然後身體狀況就會以無法挽回的方式開始向下沉淪。永遠不要為了短期利益而損害你的長期健康，這樣並不值得。

　　也許你在追求健身目標時有過度努力的傾向，那麼你應該避免在生活中過於督促自己，這對你的身體或大腦都不健康。

　　有時候，我們為了達到特定目標而給自己過多壓力或是苛責，最終使自己在精神上疲憊不堪。當耗盡心力後，你在生理上極可能也無法實現目標。你必須明白心理疲倦會在生理疲累前就阻止你前進，你的大腦

會告訴身體停下來，而不是繼續前進。如果你想享受最佳的心理和生理健康，那麼你必須以照顧身體相同的方式去照顧你的大腦。

我也總是告訴我的客戶們不要苛求自己，請接受有些日子是你會缺乏動力和不想從事全面且高強度的鍛鍊。事實上，你可以用其他有益的方式度過這些日子。你不必總是逼迫自己，因為有時候就是做不到。

心理健康第一

你的心理健康與幸福感絕對要排在優先位置，而不是你想像中在鏡子裡面看見的外觀。如果你感覺良好，你就會看起來很好，因為這會幫助你激發出自信、活力和對生活的整體熱情。

我們很容易只對自己的外觀感興趣，因為當其他人恭喜你減輕了多少體重，或是你鍛鍊出多少肌肉時，一開始會讓你自我感覺很好，但是這並不如你的內心如何感知自己來得重要。我認為人們可以給予你的最佳讚美是他們喜歡和你在一起，因為你是一位有趣、積極正向的人。我們通常對視覺外表會留下深刻印刻，但是如果我們開始更常讚美彼此的感受和積極性，那是多麼棒的事啊！

社交媒體的壓力讓我們更加關注外貌，但是很重要的是，我們不能陷入不切實際的描繪之中。這些對於苗條、健身等描述，往往都出自於在乎自己外表勝過任何其他事情的人們，而且這些人願意付出任何代價以達到他們所認為的完美。藥丸、藥水和濾鏡，不是提高表現或獲得良好心理健康的祕訣。你如果為了追求極端或快速的解決方法，而損害了自己的心理健康，最終將會得不償失。

請讓你的大腦和身體彼此幫助和互補，如果你的頭腦感覺良好，你

將更注意自己的身體；當你對自己的身體感覺良好，你將會更快樂。當你在精神上處於正向的狀態，你會非常清楚可以積極敦促自己以取得成果。然後，當你認為自己已經取得那些生理上的成果時，這種提升會令你感到欣喜愉悅。如果你做對了，它可以是個良性循環，大腦和身體會是彼此的催化劑，它們會用彼此的積極性繼續成長茁壯。

當我開始訓練《怒戰天神》的山姆・沃辛頓（Sam Worthington）時，運動並非他的優先事項。我與他見面的那時候，他沒有運動健身和攝取營養方面的習慣。儘管他會運動，但是他的心卻不在那裡，我想這是因為他認為為了電影而訓練意味著採取傳統的方法，就是要做那些費力的健身運動累到無法呼吸，然後因為精疲力竭而倒在沙發上。

不過如同我告訴山姆的，運動應該會使你重新注入活力。當你完成訓練後，你應該會體驗到腦內啡的奔騰，感覺自己好像已經為了美好的一天做好準備，你不應該想要回到床上或躺在沙發上，那是失衡的一大跡象。你的大腦應該是受到刺激而變得更有效率和更清醒，而且你所有的感受都應該會更敏銳，這才是全面的健康幸福。

沒有所謂糟糕的一天

每天都如期完成你想做的所有事情，或是任何時候都能全力鍛鍊是不可能的任務。但是與其為此感到壓力，不如試著告訴自己沒有所謂糟糕的一天這種事，想想你實際達到的目標，並開始期待下一次鍛鍊。我認為只要你做了一些事情，哪怕只是十五分鐘的有氧或伸展運動，而不是什麼都沒做，你那天都會擁有良好的幸福感。當我年輕的時候，假使我錯過一次鍛鍊，我就會責備自己，但是後來我學會了不要苛求自己，

並將其轉成正面的態度。

　　健身或許是你一天當中唯一一個做失敗了，卻不是壞事的事。當你已經精疲力盡並且鍛鍊到力竭（肌肉已經疲累到無法再做一次動作），大腦就會意識到這一點並說：「我不希望再經歷這種感覺，我要在身體和心理上做出一切努力，以產生下次面對這些壓力時的適應能力，我能應對」。這就是為什麼失敗其實是好的原因。適應會讓你變得更強壯和更快速。當任何人在鍛鍊時告訴我：「我失敗了，我做不到……」我會回應：「那很棒，那就是我希望發生的事」。不要因為做不到健身目標而自責，你應該要歡迎失敗。

　　適應這種心態需要一段時間，但是健美運動員多年來一直在這樣練習著。失敗往往可以成為一個目標，但是不要把它當成你每次鍛鍊時的目標，因為有時候你會希望完成鍛鍊，並且感覺你的鍛鍊好像變得更容易和較沒有壓力，那就是你注意到自己進步的時候。

有時候少即是多

　　如果感覺自己似乎不再有任何進展，可能不是因為你鍛鍊得不夠努力。相反地，有可能是你鍛鍊地太認真或是缺乏足夠的多樣性，又或者你只是沒有給予身體足夠的恢復時間罷了。當你的鍛鍊結果開始達到穩定，可能可以考慮短暫休息，而不是增加鍛鍊的時間和強度。你也可以進入積極恢復模式，也就是把心態從進步轉變為恢復與放鬆，同時仍然保持活躍。

　　增加強度、重量或次數，用不切實際的方式去追求目標是沒有意義的，而且這樣將會導致複合式疲勞，也就是疲勞加上疲勞。聆聽你的身

體，它總是會告訴你它希望且需要什麼。

無可避免地，在健身計畫的初期，我們通常可以開始看到一些漂亮又驚人的結果，可能是視覺上可看到的身體組成的變化、肌力的增加或是更多活力。但是我們總是希望改變能再多一些，因此我們會逼迫自己多嘗試，以獲得額外的進展。不過往往事與願違，你無法如同前幾週一樣取得相同的成果，這樣會令人沮喪。我建議你堅持原本的計畫，不要改變任何事情。讓自己感覺更適應，會讓鍛鍊變得更容易。當你可以藉由更適合的路徑去取得百分之百相同的結果和進展時，為什麼要把事情搞得更困難呢？

大多數人以為我們愈督促自己，取得的進展就愈多，然而，大多時候並非如此。你可能犯下最糟的錯誤之一，就是剝奪自己的營養或開始更早起床以從事更長的鍛鍊。請堅持正確的日常訓練，就能感受到進步（即使要花費一段較長的時間）。一個可持續的方式，才能達到健身目標。

舉例來說，我在舉重時會留意一個很好的指標，就是當你的肌肉從堅硬、膨脹和功能狀態變成軟弱無力的狀態（這是「夠了就是夠了」的一個主要徵兆）。當這種情況發生時就代表你無法再使任何血液流入肌肉，因為它已經精疲力盡了。

十分鐘心理健康檢查

很多時候，我們會覺得一切都很混亂，沒有精力或動力鍛鍊身體。生活中的大小事占據了我們的鍛鍊時間，干擾了我們的計畫。每個人都有感到脆弱的時候，也都會有缺乏動力的日子，只要意識到這一點就可

以阻止你苛責自己。不要以為其他人都是隨時充滿動力與活力的，其實並沒有。

在與客戶進行大部分的鍛鍊前，我會花幾分鐘瞭解他們的活力和動能大概在什麼程度。我通常會由詢問睡眠狀況開始，因為如果你睡得很差，會對鍛鍊時的能量與感受造成巨大的影響。我也會給他們機會排解壓力，因為壓力會影響他們的能量，還有我所安排的鍛鍊強度。

你也需要與自己進行類似的對話。在鍛鍊之前，找個時間和空間進行一次快速的心理健康檢查。問問自己：「我今天狀態如何？我所有的感官都像平時那樣敏感嗎？我的專注力如何？」透過這些問題，你正在評估自己的感覺以及準備進行鍛鍊的強度。你可以在活化運動期間進行這個檢查。或者你可以用更像冥想的方式，坐著靜下心來評估自己。空出大約十分鐘的時間來檢查你的心理健康並且評估自己是否處在一個良好的狀態下。我們往往都專注於外在環境，總是向外看，但是你需要反過來，專注於內心，使你的健康、大腦、呼吸、心跳、焦慮和壓力調整到和諧的狀態。你可能只需要簡單地問自己：「我今天調適得如何？」

我發現一個值得思考的好問題，那就是你是否在精神上有意識到目前的存在。我們往往不是在思考未來會發生什麼事，就是回顧過去發生了什麼事，很少專注於當下，然而「活在當下」卻是非常重要的事情。關注此時此刻的自己，希望你可以對自己說：「是的，我正在運作，我的心跳速率感覺很好，我的呼吸在控制之中，而且我的身體感覺強壯且敏銳」。問問自己關於睡眠還有你吃了什麼等問題。你攝取的營養使你感覺如何？食物很容易導致情緒化，你享受你吃的食物嗎？還是你很厭惡它們？

你應該有一張清單，裡面列出所有你希望達成的目標，並問問自己，在列出的個人計畫中，像是鍛鍊、恢復、營養等元素，是否都符合

你的期望。評估你今天有多少動力，如果以一到十分為自己的身體和心理狀態評分，你會給自己幾分？

最終，你可以不知不覺地完成這些自我檢查。任何能幫助你提升心理力量與韌性的東西，都會對你的身體健康有所幫助。

適應你的心理狀態

我說這些並不是要你允許自己偷懶，而是要找到一個平衡點，明白有時候生活中的大小事會阻止你以想要的強度進行訓練。

這絕對不是要你允許自己懶惰，而是要你找到妥協的辦法，並且明白有時候生活會阻止你按照原本希望的強度去做鍛鍊。你很快會學會懶散與真正心理和生理疲勞之間的差異，藉由詢問自己我上面所建議的問題，你可以學會分辨兩者間的不同。也許你前一晚吃得不好，或是剛和朋友或家人吵了一架，使你失去了上健身房、跑步或做任何原本計畫要做的事情的慾望，這時接受事情的發生，或許能轉變我們的情緒。

請記住，你應該多嘗試做一些事情，以確保自己有在進步，但是你不必每天都全力以赴，因為這樣反而會導致倦怠。為了避免倦怠，你需要聆聽心理與身體的聲音，並且不要給自己太多壓力。永遠試圖以積極的態度開始和結束，每次鍛鍊前告訴自己：「我將要做這項運動」。然後在鍛鍊結束時告訴自己：「我完成了」。如此一來，你將擁有一種成就感。

某些日子裡，你會覺得自己擁有許多精力與能量，好像獲得了雙份濃縮咖啡的綜合刺激，感覺棒極了。把鍛鍊強度往上調的時候，你要充分利用這種感覺。但是在你感覺不好時，請將鍛鍊強度調低，而且不用

擔心。

　　我會根據客戶們告訴我的睡眠與精力狀態調整課程。我的腦中永遠會有一堂二十分鐘、一堂四十分鐘和一堂六十分鐘的健身課程，根據客戶們回答的答案，提供他們我認為最適合的那一堂。你也可以這麼做，如果你感覺自己無法進行預先計畫好的完整鍛鍊，那麼就讓自己輕鬆一些，只從事二十或四十分鐘的鍛鍊就好。

　　誠實面對自己將能幫助你免於挫折。如果你前一晚的睡眠品質不佳，你可以減少訓練的強度和時間，把一切都調降到你認為最理想狀況的百分之十、十五或二十。切記要保持彈性。

　　我覺得我從訓練雷夫·范恩斯（Ralph Fiennes）的過程中學到最多關於心理疲乏的經驗，他當時正在參與劇團演出。劇團比起電影拍攝需要更多的專注力，因為必須承受一次就做到好的壓力，沒有重新再來一次的機會。我從雷夫身上學到心理疲乏和身體疲勞之間的不同，他讓我看到精神疲乏時，身體不一定會疲憊不堪；而大腦疲乏時，身體仍然可以做一些事情。在這種情況下，我通常會建議做一些你之前做過，而且非常直接簡單、不太需要思考的事情。當下你最不應該嘗試的是複雜又沒做過的事情，你不會希望進行一個需要大量專注力的活動。

　　我所有的計畫都非常有彈性。如果你給自己設定了嚴格的健身守則，將會很難執行，因為它無法允許你根據起床時的感覺去調整自己的計畫。我不喜歡大家如此嚴格控制生活，這樣會帶來很大的壓力，一旦你沒有完成某些目標，就無法從中得到成就感。如果你希望得到最好的結果，你需要將身心一起投入，並給予自己一些彈性和空間，而不是為了健身而健身。

　　有些客戶會告訴我，如果他們沒有做完完整的鍛鍊，會感到愧疚，甚至會將其視為失敗。如果他們告訴我今天有點累，我很樂意告訴他們

不必鍛鍊，我們用休息來取代，不過如果這個提議引發出「不，我需要鍛鍊」的反應，我可以把運動強度調低，這樣至少有進行一些鍛鍊（但是通常是選擇完全不鍛鍊的）。隔天，我的客戶們一般都會說他們很高興自己昨天沒有運動，因為他們感覺自己狀態比昨天好上一百萬倍，現在他們迫不及待地想要開始。

就開始吧

我覺得萬事起頭難，但是一旦有了開始，你就能判斷需要在訓練中投入多少能量。我敢肯定，如果你告訴自己，只要做十分鐘就能帶來更好的感覺，那麼你就可以說服自己開始做任何事情。

開始行動，可以激發你的情緒。你的大腦將很快地釐清你今天感覺如何，以及能夠做些什麼。你的身體可能會找到它所需的能量，而且一旦你開始釋放出一些腦內啡，你將會感覺全身舒暢。如果你真的不享受運動，而且沒有因此感到愉快，那麼請接受自己的感覺。相信我，你不會想要受傷或生病，因為那可能代表將帶來好幾週甚至好幾個月的退步。

我應該站上體重機嗎？

太多資訊可能會帶來危險，這就是我不建議客戶們在早晨或是任何時候量體重的原因，因為體重機上所顯示的數字會有毀了他們那天心情的風險。每當談到體重，大家都會對自己非常苛刻，會擔心沒有減到想

要的重量，或是可能不知怎麼的還增加了幾磅。那個數字控制了我們所做的一切，影響了我們對於進食與食物的感覺，而且它也可能導致一些極端、甚至是有害的行為。

使用重量當作評估工具，並無法真實反映出你的健康與身材。我們的身體時時刻刻都在變化著，早晨與中午的體重可以相差好幾磅，所以那個數字實際上到底代表了什麼呢？想想你多麼努力的運動和你的感覺。你得小心避免落入「自以為」沒有進步或進展的陷阱中，因為那樣會使你感覺自己必須更努力地鍛鍊，但事實上往往是相反的。

你不必追逐體重機上的數字，而是根據外型或是自我感覺，來評估自己是否有無進步。除非你是一名職業運動員，而且你需要達到一個特定的體重和體脂肪，否則你應該永遠不要讓體重支配你的心情和心理狀態。試著理解肌肉比脂肪重的事實，並記住肌肉才是形成身形的主要成分。永遠試著專注於身體組成而非體重。

5-2 鍛鍊計畫

BLAKE LIVELY FOR *THE RHYTHM SECTION*

《韻律真相》／布雷克・萊芙莉

　　我從布雷克身上看見了一種不妥協的態度，以及願意嘗試任何事的心態。當我們為這部電影進行訓練時，她總是能發揮自己的極限。

　　布雷克也明白自己的極限在哪裡，而且願意誠實地接受它們。她提供我關於何時該督促、何時該恢復，以及何時「夠了就是夠了」的回饋。有幾次當布雷克到達自己的極限時，她會勇敢地說出來。

　　我很佩服布雷克可以找出同時處理多種任務的方法，她既是一位新手媽媽，也是一名電影動作明星。《韻律真相》是在愛爾蘭拍攝，我會要求她在黑暗、寒冷的清晨做一些深蹲，當作是鍛鍊運動的一部分。身為一名嬰兒的母親，布雷克有時候會提議要背著孩子做那些運動。

　　其他人可能會使用壺鈴或重量背心，但是如果妳是一名新手媽媽，用背帶背著寶寶是增加阻力鍛鍊的好方法。不過這種方法並非是完全安全的，因為有一些運動會需要彈跳，因此需要選擇合適的動作，才能讓寶寶成為很好的附加物。對布雷克和她的女兒來說，那些訓練時光同時也是很好的親子連結時刻，而且也富有成效，可以讓一位演員全心全意地為電影做準備。

我們一起決定她的角色要看起來是個很厲害體能高手，因為她的演出包括在開闊的水域游泳，還有一些打鬥場面，並要使用武器等等。我們會在清晨五點於她租在都柏林（Dublin）的房子中進行訓練，有時我提早到她家，她也都會已經準備好要開始進行鍛鍊了，甚至有時候還會非常熱情的坐在門邊等待我的到來。我們會在他住所進行訓練的原因，是我不希望讓她離開她的家與家庭二到三個小時。我喜歡讓一個人同時處理多項任務，勝過取消一次訓練。當布雷克在跑步機上行走或跑步時，她仍然可以和家人說話並處理家中的日常瑣事。

雖然布雷克是名厲害的運動員，但是訓練她演出這部電影並非沒有複雜性和挑戰，因為這是一部充滿轉變的電影，她飾演的角色史蒂芬妮，隨著故事情節的發展在螢幕上發生變化。一開始，她與運動員根本沾不上邊，反而很憔悴且生活在貧困之中，但是史蒂芬妮最後卻變成一名刺客，而我的工作就是要幫助她達成這種轉變。布雷克需要快速的步伐，要動作與速度兼具，同時還要有足夠的耐力和手眼協調的能力。布雷克為了這部電影親自演出許多特技（演員們總是喜歡盡自己最大的能力演出），此外，其中一些打鬥場景的編排極具挑戰性。布雷克也需要練習閃躲的技巧。這是一個困難的過程，因為我們不斷在改變鍛鍊內容和營養調配，以符合角色在電影中所需的轉變。

我讓布雷克一週進行兩次的腿部鍛鍊，既快速又有效。它對於心血管健康，以及肌力和靈活度都很好。

活化與有氧運動

　　進行任何費力的訓練前,我喜歡從一些輕微的活動開始,讓身體和大腦準備好相互配合,並且為接下來的鍛鍊做好準備。對於布雷克來說,輕微的活動包含基本的動作技能,如階梯運動、輕度拳擊訓練(我拿著墊子,她揮拳打)。還會有爆發性訓練,這樣具強度的動作又叫做增強性訓練。也會讓她在拍攝特定場景(像是需要特技或是動態動作)前先做一些準備活動,有助於激發她的攻擊性,同時在心理上也做好將飾演角色的準備。有氧運動方面,布雷克會穿著重量背心在跑步機上走斜坡,加上少量的衝刺。

布雷克的 5-2 鍛鍊計畫

深蹲

根據布雷克當天的體能狀況，我會選擇調高難度、增加強度，或是降低難度，使它做起來更輕鬆。

訓練方法

1. 站姿，雙腳打開與肩同寬，腳趾頭稍微朝外。
2. 膝蓋彎曲，大約呈現九十度角，並維持此姿勢數到四。
3. 從腳跟用力，迅速回到開始位置。
4. 若要有些變化，可以在深蹲時，手持壺鈴高舉過頭。或是你可以一次深蹲結合一次側跨步：側步→深蹲→側步→深蹲，重複此組合。

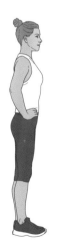
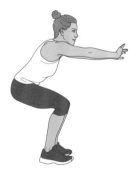

繩梯訓練

這項訓練就像是一種舞步，讓單腳腳趾快速地踩踏階梯的每一格，而且愈快愈好，而且同時盡可能地保持衝刺力和優雅。這會訓練到步伐的速度感，以及下半身動作的協調性。繩梯訓練還有益於心血管健康，它能提高心跳速率，是非常有趣的訓練。

訓練方法

1. 站在繩梯的一端，雙腳打開與肩同寬站在繩梯的左側。

2. 右腳移動約 25 公分，踏入梯繩的第一格，用腳趾頭輕輕地接觸地面，然後沿著梯繩的每一格前進，直到你抵達另外一端。

3. 接著轉身，站在階梯的右側，用同樣的方式但改成左腳折返。試著看向前方而不是你的雙腳。你可以調整速度和節奏。

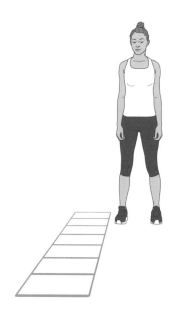
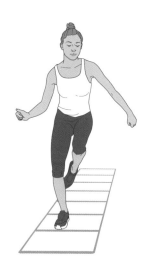

分腿蹲肩上推舉

這個示範是將分腿蹲結合肩上推舉，把兩種動作結合在一起，可以產生更大的強度，並且讓你更有活動力和協調性。比起分別訓練，它能同時鍛鍊到全身。

訓練方法

1. 站姿，雙腳與肩同寬，兩手各握著一個啞鈴，維持在肩膀高度。
2. 一隻腿向前跨步，後腿下放，直到後腿膝蓋接觸地面。
3. 整個人迅速站直（利用往上的爆發力），將啞鈴高舉過頭，直到它們相互輕輕碰觸。
4. 放下啞鈴，後腿膝蓋再次接觸地面。做完一次後，換另一條腿鍛鍊。

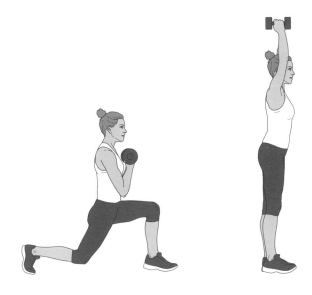

阻力帶訓練

我們的鍛鍊通常都是直線型的，以至於我們有時候會忘記自己可以側身行走，還能在各角落移動。阻力帶訓練可以鍛鍊到更多側面的部位，也能增進臀大肌的穩定度。我試著以矩陣形式去使用阻力帶，進行橫跨步、向前向後跨步的動作。

訓練方法

1. 將一條阻力帶繞在腳踝處，第二條則繞在膝蓋上方。雙腳打開與肩同寬，雙腿稍微彎曲。
2. 雙手放於身體前方，可產生力量並讓自己專注於前方。
3. 向左邊走十小步，然後換右邊。
4. 至於走方塊步則是先把左腳往前伸 25 公分左右，直到你感受到阻力帶的張力，接著右腳向前移動，然後左腳向後回到原位，最後是右腳。

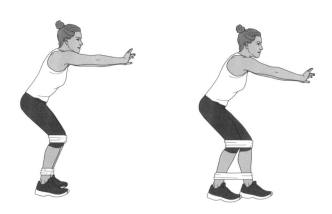

穩定度訓練

　　這個訓練增進了布雷克的穩定度和協調性，同時提升了她身體的反射能力。

訓練方法

1. 如果這個訓練對你而言是全新的，把雙腳與肩同寬踩在半圓平衡球上。如果你想進階練習，再試試看布雷克做的，以單腳站立的方式。

2. 運用你的臀大肌和腹肌，膝蓋不要卡緊。雙手置於身體前方，眼睛也看向前方。

3. 請一位訓練夥伴從不同的位置朝你丟一顆網球、皮拉提斯球或加重的沙包：從高到低和從左到右。丟的方向應該要不斷變化，這樣你永遠無法確定下一顆球或沙包會從哪裡來。

4. 丟接完一次物品後，回到初始位置，準備好下一次的丟接。

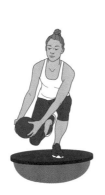
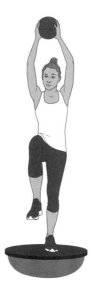

布雷克的鍛鍊計畫 BLAKE'S WORKOUT

深蹲×25次
有氧運動
深蹲×25次 繩梯訓練×4回
有氧運動
深蹲×25次 繩梯訓練×4回 分腿蹲肩上推舉，兩腿各×10次
有氧運動
深蹲×25次 繩梯訓練×4回 分腿蹲肩上推舉，兩腿各×10次 阻力帶訓練，兩側各×15次
有氧運動
深蹲×25次 繩梯訓練×4回 分腿蹲肩上推舉，兩腿各×10次 阻力帶訓練，兩側各×15次 穩定度訓練×10次
有氧運動

5-2 鍛鍊計畫

CHRIS PRATT FOR *GUARDIANS OF THE GALAX*

《星際異攻隊》／克里斯・普瑞特

　　克里斯即使已經疲憊不堪了，他仍舊會出現在我的課堂上。不過他擁有聆聽身體的能力，並且意識到自己過於疲勞的時刻。克里斯會走入健身房中跟我說：「嘿，今天是星期四，感覺這一週我都被時間追著跑。我總是想多做一些訓練，但是今天我不想做太多。」

　　克里斯會和我達成共識，他很願意從事鍛鍊，但是他不會為了艱難的鍛鍊而損害自己的健康。你可以從克里斯身上學到該如何留意身體發出的訊息，還有永遠不要忽略疲勞的跡象。

　　演員在螢光幕上即使是穿著戲服，但感覺起來還是相當赤裸，更不用說真正打赤膊的時候，就像克里斯在第一部《星際異攻隊》電影中的監獄淋浴場景。

　　當我讀到劇本中的這一段時，我立刻做上記號並且找出克里斯拍攝這個場景的日期，我必須知道自己有多少時間來幫助克里斯做好準備。這就是克里斯在電影中展現出他努力鍛鍊的成果的一刻，而且我希望人們會說：「哇，他真的為了那個角色鍛鍊出令人讚嘆的身材」。

　　我認為當克里斯獲得演出《星際異攻隊》的機會時，製作團隊中的

某人一定突然靈光乍現並且意識到他的潛力。但是當一名演員過去沒有飾演過動作角色時，總是會有點風險。這也是需要我在場的原因，幫助這些演員們充分發揮他們的健身潛能。

當我首次見到克里斯時，我看得出來他是個大塊頭，但是我馬上知道他具有看起來更壯的潛力。他是一位真正敬業的運動員，高中摔角選手的背景給予他正確的心態，他知道自己將要付出什麼努力。克里斯的身材並非完全走樣，只是需要一些雕塑以符合彼得‧奎爾或星爵（Star-Lord）的角色。克里斯希望能讓自己達到最佳狀態，而這是可能的。他致力於成為該角色的樣子，但是除非你百分之百投入，否則不可能發展出那種強壯的體格。我與克里斯在《侏儸紀世界》時就有合作過，那也是一部非常需要體力和體能的電影，但是協助他準備拍攝《星際異攻隊》又是個更大的挑戰。

克里斯和我總是調整當天的鍛鍊，以配合他的體能狀態。我們時時記得不要太逼迫他，避免他受傷或生病。他不能陷入因為過於疲勞而無法適當恢復的風險之中。

活化和有氧運動

雖然克里斯既高大肌肉又發達，但是我仍希望他感覺起來是輕盈、有活力且靈活的，並且讓他知道自己是可以不受限制地行動。克里斯很喜歡進行模擬動物的動作，例如大熊爬行和螃蟹側走。至於有氧運動方面，他偏愛划船機，他會根據鍛鍊狀況做五百或一千公尺的衝刺划船。他也會跳繩或使用戰繩，以及在跑道上做多方向的敏捷性訓練，像是在三角錐之間跑八字、繩梯訓練、小欄架訓練（mini hurdles）、側跨步、麻花步和衝刺等等。

◤ 克里斯的 5-2 鍛鍊計畫

奧林匹克舉重－挺舉

　　我要求克里斯做這項訓練的主要原因是因為它很有趣，包含了許多動作參與其中，而且它是一種很棒的複合式訓練。我通常不會安排我的客戶們進行這麼複雜的動作，因為它們很需要技術，也可能需要大量指導。但是我知道克里斯在大學時期有接受過訓練的經驗，所以他有足夠能力做挺舉。如果你的協調性不錯，應該也可以掌握這項運動，它能帶來很大的益處。

訓練方法

1. 使用中等重量，站在槓鈴前，雙腳打開與肩同寬。
2. 使用正手抓握，背部和脖子維持在身體中線位置。你可以照鏡子以確保自己的姿勢正確。
3. 當你舉起槓鈴時，它會自然地掠過你的大腿。
4. 手肘抬高時，將槓鈴翻轉過來，所以你的手掌會朝向天花板。
5. 繼續舉高槓鈴，直到你的手肘卡緊或伸直。
6. 把槓鈴降回到胸前的高度，並把它翻轉，回到大腿位置，然後放回地上。

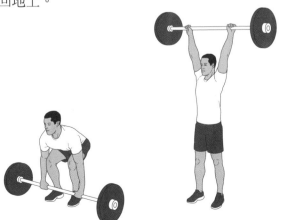

臥推

　　這是增強肌力與肌肉發展的動作首選。透過此複合式動作，你會鍛鍊到多個肌肉群，對於發展胸部、肩膀肌肉和三頭肌有很大的幫助。你還可以運用不同的手部位置和節奏變化練習，可帶來多種變化，讓你可以依照當天的狀態進行調整。

訓練方法

1. 你會需要一位訓練夥伴作為你的在旁協助者（或是要求健身房中的某個人幫忙）。另一個辦法是使用史密斯訓練機來擺放槓鈴以確保安全。
2. 仰躺在一張長凳上。雙腳平放於長凳或放在長凳兩側的地板上。
3. 雙手分開在略高於肩膀的位置握住槓鈴。
4. 此動作的第一個部分，應該要有人協助你，尤其是槓鈴很重的時候。
5. 把槓鈴降低至你的胸口。
6. 使用爆發力，快速回到起始位置，此時手肘應該呈現卡緊或伸直的姿勢。

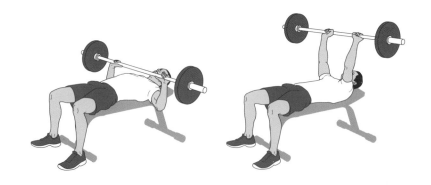

硬舉

這也是一項針對肌力和肌肉發展的運動，但是對於身高超過 180 公分的人（像克里斯）來說會多一點挑戰。原因就是生物力學說的，愈高的高度就意味著愈遠的距離，當從地板上拿起某樣東西時總會產生困難。因此，我要求克里斯使用墊高磚塊，這樣他就不必直接把槓鈴從地面舉起，也能使槓鈴上的重量增加。

訓練方法

1. 站在槓鈴前面，雙腳與肩同寬，腳趾朝前。專注於你的正前方。
2. 一隻手使用正手抓握，另一隻手反手抓握，這樣會提供你更多力量和控制。
3. 背部和脖子維持在身體中線，蹲下去握住槓鈴，接著回到起始位置，槓鈴輕輕碰觸你大腿的中段。身體些微後傾。
4. 根據你的能力和動作範圍，把槓鈴放回小腿中段或地板上。

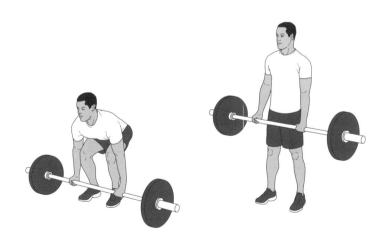

肩膀綜合訓練

克里斯會做側平舉、肩上推舉到前平舉，接著是彎腰划船。這個訓練組合提供你力量和穩定性，還有明確的作法。

訓練方法

1. 側平舉：啞鈴往側邊舉起，手肘微彎，啞鈴舉到差不多在耳朵的高度。

2. 回到起始位置，從側平舉進入到胸上推舉。握住啞鈴，你的手臂在兩側呈現九十度角，啞鈴距離你的耳朵約 15 公分遠。

3. 推舉啞鈴至上方，使它們輕微地碰觸到彼此。

4. 放下來，讓你的手肘和手臂呈現九十度角。

5. 轉換成前平舉：放下啞鈴，讓它們碰觸到你的大腿，然後手肘微彎舉起一個啞鈴到肩膀高度，再回到起始位置。另一側重複相同的動作。

6. 轉換到彎腰划船：你需要稍微彎曲膝蓋。脊椎、背部和頸部維持在中線。啞鈴懸垂在身體前方，大約是胸部下方的位置。手肘微彎，舉起啞鈴，使它們與你的肩膀平行，然後回到起始位置。

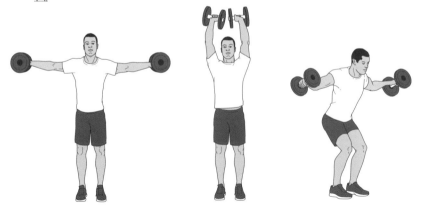

手臂綜合訓練

如同肩膀綜合訓練一樣，我結合了幾個可以快速連續完成的手臂訓練。我喜歡以手臂訓練作為整個鍛鍊的收尾，因為我想前面的訓練已經讓手臂已經有一點疲勞了。從一般的雙臂彎舉開始，然後立刻進入手槍式彎舉（pistol curls），接著是內外旋轉，這有利於姿勢和前臂的發展。最後將雙腳抬起，進行一般的三頭肌撐體結束。過程中可以隨意增加阻力。

訓練方法

1. 此動作採站姿或坐姿皆可。開始時，啞鈴靠在大腿旁。保持手肘收緊，雙手稍微推開一點，使啞鈴離大腿約 25 公分遠。
2. 舉起啞鈴，手掌朝向天花板。
3. 以相同的速度回到起始位置。

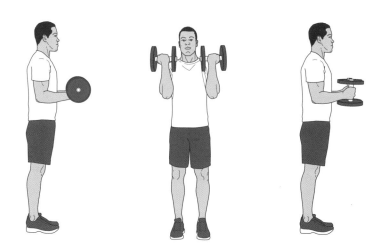

4 啞鈴保持在一樣的位置，但是移動你的雙手，使它們面向你，而啞鈴緊貼身體兩側。舉高啞鈴到肩膀高度，然後回到大腿兩側的開始位置。

5 轉換到內旋轉。把啞鈴舉高，使手臂呈現九十度角。

6 轉動手掌，使其朝向天花板。讓啞鈴輕微互碰，然後將其分開，使它們距離約 25 至 40 公分。

7 放下啞鈴，回到原來的位置。

8 因為現在要換一個動作，所以你需要一張長凳來進行三頭肌撐體。為了提高阻力，使用兩張長凳並抬起雙腿。你應該幾乎坐在雙手上，手指抓住長凳邊緣。

9 降低身體，直到手肘彎曲呈現九十度角。回到開始位置。

10 為了增加鍛鍊強度，看向天花板，然後手肘伸直卡緊，停留三秒鐘，再重新開始一次動作。

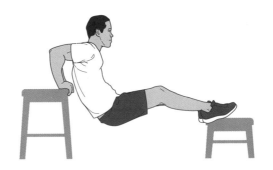

克里斯的鍛鍊計畫 CHRIS'S WORKOUT

奧林匹克舉重－挺舉×25次
有氧運動

奧林匹克舉重－挺舉×20次 臥推×20次
有氧運動

奧林匹克舉重－挺舉×15次 臥推×15次 硬舉×15次
有氧運動

奧林匹克舉重－挺舉×10次 臥推×10次 硬舉×10次 肩膀綜合訓練×10次
有氧運動

奧林匹克舉重－挺舉×8次 臥推×8次 硬舉×8次 肩膀綜合訓練×8次 手臂綜合訓練×8次
有氧運動

5-2 鍛鍊計畫

JAKE GYLLENHAAL FOR *PRINCE OF PERSIA*

《波斯王子：時之刃》／傑克·葛倫霍

　　我們可以學習傑克一絲不苟的健身方法，我喜歡他把一切都提升到另一個層次。例如：他不希望自己疲累或氣喘吁吁的樣子是靠演技演出來的，相反地，他希望自己是真正處在那樣的狀態下，看起來會更加真實。在拍攝前，我會站在攝影機後方，而他會在墊子上進行二到三分鐘的運動，開始拍攝時，他的臉上就會滴下貨真價實的汗水。

　　傑克還會在半夜三點半做一些令人讚嘆的鍛鍊，之後到了車上，他再趁機小睡一會兒，這樣一來，他也為接下來一整天的拍攝做好了準備。他是一個很好的例子，讓你知道如何透過調整自己的一天來達成目標。

　　大部分早晨，傑克和我會在凌晨三點半進行鍛鍊。在電影界，我有安排過一些較早的訓練時段，但是從來沒有比傑克的時間還要早。我們當時是在摩洛哥，位在撒哈拉沙漠的邊緣，從飯店到攝影場地大約要九十分鐘的車程，傑克必須在早上六點抵達片場，這就是為什麼我們在太陽出來前要結束鍛鍊的原因，因為之後就太熱了，而在那樣的氣溫下，傑克的鍛鍊強度是大多數人無法忍受的。

　　經過漫長的全天拍攝後，通常是在炎熱的沙漠中拍攝超過十二個小

時的動作場景，傑克於回程時會伴隨撒哈拉沙漠的熱氣跑上一段約十公里的路，而我則坐在車中跟隨他。他很樂意這麼做，我想他是發現了在沙漠中跑步反而有一種逃離現實的感覺。但是只要回到飯店，他所做的一切就是與恢復有關，像是補充能量、補水、伸展與睡眠。

傑克不只一次跟我說過「要不惜一切代價」這句話。如果你想要在電影界中占有一席之地，或是想要扮演身型強壯的角色並取信於人的話，那麼你真的必須逼迫自己。一位演員只有當他 / 她展現出生理上的能力時，觀眾們才願意相信他們所飾演的角色。

《波斯王子：時之刃》這部電影是根據電玩改編，因此我有參考電玩中的一些設定。受到該角色在遊戲中移動方式的啟發，傑克必須要能跳躍，而且非常敏捷，好像他在跑酷（parkour）一樣。傑克衝刺、彈跳，親自完成大部分的特技動作。有騎馬的場景，他也必須熟練，一些精心編排的劍術打鬥場面（而且劇組使用的是沉重的劍，並非用輕的劍去偽裝），他也不假他人。

他每場戲都穿著無袖盔甲，露出結實手臂，因此必須看起來肌肉發達且運動神經良好。只要他保持水分充足（他的確有做到），我知道他幾乎可以應付所有挑戰。我想我們為了這部電影所做的準備是成功的。

傑克想要專注投入角色之中，就必須完全信任我，因為這是一個注重體能和力量的角色，而這也就是我們訓練時的主要重點。我們會運用大量、簡單的複合式動作來鍛鍊多個肌肉群。

活化和有氧運動

傑克喜歡騎完腳踏車後抬腿來展開一天。有氧方面，我讓傑克進行跑跳步，這對手眼協調和節奏很有幫助。他也會做兩分鐘的增強式運動。

◤ 傑克的 5-2 鍛鍊計畫

臥推

　　這是發展上半身力量的重要複合式動作，尤其是針對胸部和肩膀。這項訓練對於傑克特別重要，因為它能使傑克扮演的角色看起來更真實。

（訓練方法）

1️⃣ 你會需要一位訓練夥伴作為你的在旁協助者（或是要求健身房中的某個人幫忙）。另一個辦法是使用史密斯訓練機來擺放槓鈴以確保安全。

2️⃣ 仰躺在一張長凳上。雙腳平放於長凳或放在長凳兩側的地板上。

3️⃣ 雙手分開在略高於肩膀的位置握住槓鈴。

4️⃣ 此動作的第一個部分，應該要有人協助你，尤其是槓鈴很重的時候。

5️⃣ 把槓鈴降低至你的胸口。

6️⃣ 使用爆發力，快速回到起始位置，此時手肘應該呈現卡緊或伸直的姿勢。

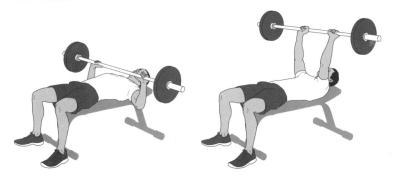

肱二頭肌綜合訓練

利用一系列的訓練動作，一項做完立刻接著另外一項，就可以創造出強度。這對於發展肌肉、使線條清晰，以及增厚快肌和慢肌纖維非常有用，因為你做這些鍛鍊時會同時運用重量和耐力。

訓練方法

1. 訓練時可以採取跪姿、站姿或坐在長凳上。
2. 第一個動作是啞鈴肱二頭肌彎舉。啞鈴應該距離你雙腿約 15 公分遠。慢慢舉起啞鈴到肩膀的高度。
3. 為了增加更高的強度，可將手肘抬高一些，然後回到開始位置。
4. 改變雙手的姿勢，現在手掌朝向你的身體，而啞鈴靠近雙腿。
5. 手臂彎舉讓啞鈴到肩膀高度，然後手肘些微傾斜，接著回到開始位置。
6. 維持此強度，舉高啞鈴，手掌朝上面向天花板。啞鈴在你前方彼此互碰。
7. 手肘在你身旁保持收緊，然後將兩個啞鈴往上推並讓它們分開，直到它們之間距離約 25 至 40 公分。
8. 回到開始位置。

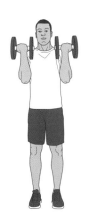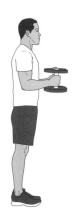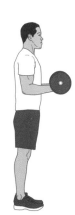

肩膀綜合訓練

這項訓練涵蓋了肩膀的每個部位。側平舉增加了肌肉線條的清晰度、啞鈴推舉給予你力量，而藉由鍛鍊前面與後面的部位，你將獲得很好的肩膀穩定性。

訓練方法

1. 側平舉：啞鈴往側邊舉起，手肘微彎，使啞鈴與耳朵平行或在你的肩膀上方。
2. 回到起始位置，從側平舉進入到啞鈴推舉。握住啞鈴，你的手臂在兩側呈現九十度角，啞鈴距離你的耳朵約 15 公分遠。推舉啞鈴至空中，使它們輕微互碰。
3. 把啞鈴放下來，讓你的手肘和手臂呈現九十度角。
4. 轉換成前平舉。放下啞鈴，讓它們碰觸到你的大腿。
5. 手肘微彎舉起一個啞鈴到肩膀高度，再回到起始位置。另一側重複相同的動作。
6. 轉換到彎腰划船。你需要稍微彎曲膝蓋。啞鈴懸垂在你的前方，大約是胸部下方的位置。
7. 手肘微彎，舉起啞鈴，使它們與肩膀平行，然後回到起始位置。

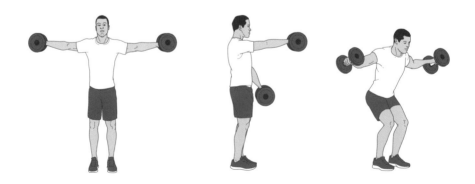

負重弓箭步

這是訓練身體發力引擎——臀大肌的好辦法。你所有的速度和力量都是由臀大肌產生。我常常發現男性忽略臀大肌,而女性則過度訓練,你必須找出一種平衡。

訓練方法

1. 採站姿,雙腳打開與肩同寬,雙手各握住一個啞鈴,你的手臂就像鉤子一樣,啞鈴懸垂在身體兩側。

2. 向前邁出中等步伐,保持雙腳與肩同寬。為了維持平衡,要確保你的雙腳與肩同寬。後腿降低,直到膝蓋碰觸到地面,或者為了更舒服一些,可以在膝蓋下方放置瑜伽磚。

3. 透過前腳跟的發力與用力,讓全身的力量穿過臀大肌。前腳彎曲,使膝蓋呈現九十度角。

4. 回到開始位置。

5. 同一條腿重複幾次以創造強度,之後再換另一條腿。

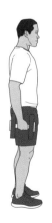
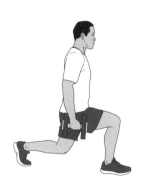

加重核心綜合訓練

這項訓練是關於核心鍛鍊，包括腹斜肌、腹部與下背部。我喜歡混合不同的角度、阻力、節奏與張力。

訓練方法

1. 開始時仰躺在地，雙手拿著符合你能力的藥球。把藥球往後舉到頭上。

2. 手臂伸直移動藥球，直到它接觸到你抬高的膝蓋，你會感受到腹部在出力。回到開始位置。

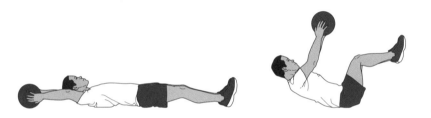

3. 立刻進入俄羅斯扭轉。坐在地墊上，握住一個阻力物品，可以是藥球、壺鈴、啞鈴或槓片。雙腿在你前方，膝蓋彎曲約四十五度角，然後腳踝交叉。

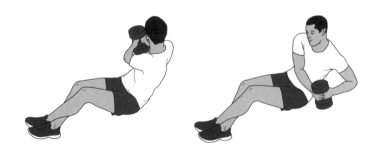

4 把腿抬高離地 15 公分。身體扭轉到左邊，移動阻力物，使它接觸到地面，然後回到開始位置。

5 身體扭轉到右邊，降低阻力物，直到它接觸右側地面。

6 抬腿動作。將腿向上舉高到九十度角，然後慢慢放下直到距離地面 15 公分遠。保持腹肌收縮和出力，同時下背部也要出力並平貼於地上。

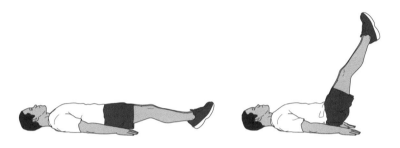

7 接著採跪姿，進入下個動作：左右腹斜肌負重捲腹。單手手持一個中等到重的重量，另一隻手放在腦後。

8 降低啞鈴，使其接觸到地面，再移動到另一邊，換邊進行。

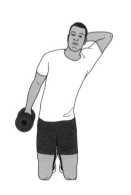
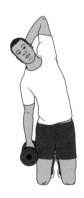

傑克的鍛鍊計畫 JAKE'S WORKOUT

臥推×25次
有氧運動
臥推×20次 肱二頭肌綜合訓練×20次
有氧運動
臥推×15次 肱二頭肌綜合訓練×15次 肩膀綜合訓練×15次
有氧運動
臥推×10次 肱二頭肌綜合訓練×10次 肩膀綜合訓練×10次 負重弓箭步×10次
有氧運動
臥推×8次 肱二頭肌綜合訓練×8次 肩膀綜合訓練×8次 負重弓箭步×8次 加重核心綜合訓練×8次
有氧運動

5-2 鍛鍊計畫
ADAM DRIVER FOR *STAR WARS*

《星際大戰》／亞當・催佛

　　亞當・催佛總是展現不屈不撓的精神，我想這應該源自於他在軍中的訓練，他瞭解工作負荷、強度與要達到特定表現所需要付出的努力。

　　你必須百分之百明白自己如此努力的目標是為了什麼，否則一切就沒有意義。如果一名演員正為了一部電影而進行大改造，身為教練，基本上就是在處理（搞砸）他們的健康，因此他們必須對你有信心。亞當相信我的計畫並且信任我，這就是他願意全心全意投入鍛鍊的原因。任何一個開始新計畫的人，都必須瞭解自己正在進行的計畫。

　　如果你曾經與孩子玩過光劍戰鬥，那麼這可能是適合你的鍛鍊；如果你只是希望增進整體健康，這個鍛鍊也很理想。

　　拍攝《星際大戰》電影的戰鬥場面時，必須超級敏捷，會使用到大量的上半身，也需要旋轉臀部，啟動許多力量和肌力。在運用臀大肌與膕旁肌的同時，也需要維持穩定性和協調性。在精心設計的打鬥場景中，需要讓整個身體協調，會不斷地做出弓箭步、扭轉、轉身和移動。穿著寬鬆的運動服，在特技室裡練習這些動作時，已經夠困難了，但是真正去到舞台拍攝時，必須穿著很束縛的服裝，然後表演出最高水準，

還必須面對炙熱的燈光、堅硬的地板，以及需要站在某些標記位置上，同時思考拍攝角度，再加上幾百人正看著你的壓力。

光劍決鬥場面是亞當飾演基羅・雷恩（Kylo Ren）必須極度敏捷的原因之一。我在亞當拍攝最後兩部《星際大戰》的電影——《最後的絕地武士》及《天行者的崛起》時，負責訓練和照顧他的健康。等一下介紹的鍛鍊是用於後者，是兩部電影中要求最高的一部。

有一個場景深深烙印在我的腦海中，就是亞當從海浪中現身的鏡頭。為了拍攝那一幕，他有兩三天的時間是全身溼透、渾身發冷，同時高高懸掛在一條鋼絲上，然後穿著一套極為束縛的服裝。在片場中，他必須忍受相當長的時間繫著安全帶在空中飛行。除了這些挑戰，亞當還要能夠做出導演的要求，而那些要求的運動強度也非常高。

丹尼爾・克雷格在螢幕上飾演詹姆士・龐德時需要看起來自然且流暢，但亞當的動作就需要誇張許多。此外，《天行者的崛起》不同於其他《星際大戰》電影，其中亞當有個打赤膊的美學鏡頭，所以我也必須讓他做好準備。如果演員認為這類鏡頭與角色相關，他們會很樂意拍攝，但是並非只是為了拍攝而拍攝，準備工作需要更複雜的訓練和量身打造的營養計畫。

雖然主要是在松林製片廠中工作，但是亞當也花了相當多的時間在愛爾蘭西南部的一個小城鎮丁格爾（Dingle）進行拍攝。在拍攝期間，我們會於清晨四點起床，大概四點半抵達健身房。因為時間實在太早了，所以老闆給了我們一把備用鑰匙，讓我們可以自行開門進入、喝一杯濃縮咖啡，亞當會鍛鍊到早上六點，再開始進行一整天的拍攝。

對亞當來說，那杯濃縮咖啡是天賜之物，提供他在鍛鍊前所需要的刺激。清晨的訓練變成他日常生活的一部分，象徵著一個工作日的開始。他的心理素質令人驚嘆，他注意細節和專心致志的精神無人可超越。

活化與有氧運動

　　在松林製片廠中的活化運動包含上下跑一條小徑。它類似於一種美式足球員的暖身動作：亞當會以 8 字路線跑三角錐，進行高抬膝訓練、腳後跟點地訓練、麻花步和小型的爆發性衝刺。我們還會打籃球和桌球，這不但有趣，也有助於促進亞當的手眼協調及雙側動作能力。我不記得我桌球有打贏過他。針對有氧運動，亞當喜歡跑步，他會戴著耳機、聆聽音樂外出跑步，這是他逃離現實的方法。

亞當的 5-2 鍛鍊計畫

硬舉下蹲推撐

我喜歡這項訓練，因為它相當多面向，可以鍛鍊到肌力和動作，同時也包含有氧元素。類似這種的動作既有效，又能減少你在健身房中的時間。

訓練方法

1. 如同你要做一個傳統的硬舉一樣，使用接近二十公斤的奧林匹克槓鈴，雙腳打開與肩同寬。
2. 正手抓握，背和脖子保持在中線位置，核心出力，從地上舉起槓鈴到站姿。
3. 再把槓鈴放回地板。
4. 雙腳往後跳，再迅速用力將雙腳往前移，回到開始時的硬舉位置。
5. 站起來並反覆此動作。

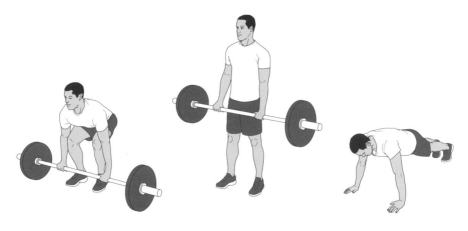

下蹲推撐再引體向上

這是另一種多面向的訓練，會使用到肌力和敏捷性，同時也能提高心跳。我知道亞當的演出會包含許多弓箭步、從地板上起身或是空中的動作，這個訓練很適合用來創造功能性動作模式。

訓練方法

1. 和傳統的引體向上一樣，站在引體向上槓的下方。
2. 蹲下，雙手碰觸地板，雙腿快速跳向後方，然後再快速跳拉回來。
3. 使用一點衝力，有爆發力的向上並握住引體向上槓。
4. 把自己往上拉，使下巴高過桿子。
5. 稍微降低自己，然後下降到地面。
6. 雙手觸地，又回到蹲姿。

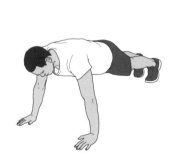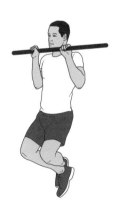

後跨步二頭肌彎舉

臀大肌是身體的發電廠，能夠提供爆發力，它們是力量與肌肉的主要引擎室。這項訓練，由於結合了弓箭步和二頭肌彎舉，很適合用來增加臀大肌的肌力和穩定性。如同前兩項訓練，這個運動也相當多功能，能充分利用訓練時間。

訓練方法

1. 握住中等重量（你可以做到二頭肌彎舉的重量），採站姿，啞鈴在你的大腿兩側，雙腳打開與肩同寬。不要前後站，以免造成不穩定性。
2. 一隻腳向後，弓箭步蹲下，使單腳膝蓋碰觸地面。
3. 當你把觸地的膝蓋帶回到開始姿勢時（站姿），進行二頭肌彎舉。
4. 把雙腳抬到開始位置，以直立站立。
5. 啞鈴放回原位，換另一條腿進行此動作。

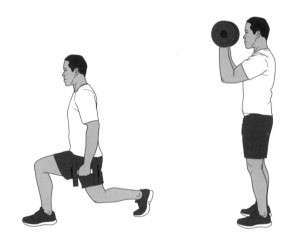

伏地挺身側棒扭轉

你會使用到自身重量，可測試自己的肌力並且啟動核心。扭轉動作代表它並非如此線性，你會在不同的平面上鍛鍊。

訓練方法

1. 來到傳統伏地挺身的姿勢。雙手可以撐地或握住一對輕量啞鈴，或是一組伏地挺身器。
2. 當你做伏地挺身撐到最高處時，一隻手離開地面，然後放到你背後。
3. 扭轉約四十五度角，同時眼光聚焦在離地的那隻手上。
4. 停留一下並保持呼吸，然後回到開始姿勢。

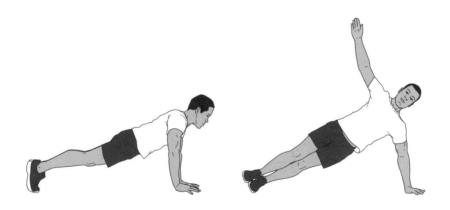

上搏肩推、下蹲推地、俯身划船

這是一項非常多功能的訓練，而且對心血管非常有益。你需要協調性、肌力與敏捷度。這組訓練對於容易膽怯的人可能不大適合，但是一旦你精熟了，它們既快速又有效。

訓練方法

1. 走到槓鈴前，雙腳打開與肩同寬，正手握住槓鈴。
2. 頸部與脊椎維持在中線位置，舉起槓鈴，手肘抬高。當你的手肘到達肩膀時，將槓鈴翻轉成肩上推舉的姿勢。
3. 進行肩上推舉，將槓鈴往上推向空中，再下降到你的胸口，然後是大腿，最後放回地面。
4. 雙腳向後跳再跳回來。
5. 回到初始位置，進行俯身划船。
6. 把槓鈴放到你的胸前，再下放到腰部左右，然後再回來，同時脊椎與頸部維持在中線位置。

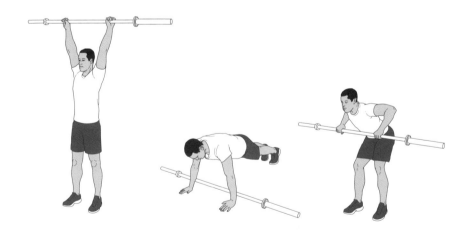

亞當的鍛鍊計畫 ADAM'S WORKOUT

硬舉下蹲推撐×25次

有氧運動

硬舉下蹲推撐×20次
下蹲推撐再引體向上×20次

有氧運動

硬舉下蹲推撐×15次
下蹲推撐再引體向上×15次
後跨步二頭肌彎舉×15次

有氧運動

硬舉下蹲推撐×10次
下蹲推撐再引體向上×10次
後跨步二頭肌彎舉×10次
伏地挺身側棒扭轉×10次

有氧運動

硬舉下蹲推撐×8次
下蹲推撐再引體向上×8次
後跨步二頭肌彎舉×8次
伏地挺身側棒扭轉×8次
上搏肩推、下蹲推地、俯身划船×8次

有氧運動

第八章

依賴自己而非機器

在洞穴裡鍛鍊聽起來很詭異，但是丹尼爾‧克雷格在拍攝《007：生死交戰》時，我替他在洞穴中規劃了一間健身房，在那個空間裡我們過得相當愉快。地點是位在馬泰拉（Matera），這是在義大利南部一個刻鑿在山坡上的古城鎮，而且是我到過最不可思議的地方。我規劃的健身房非常的基本，只有幾種器材。訓練丹尼爾不需要任何複雜的器材，只要某個乾淨且具功能性的場域即可。

當我與演員們在進行拍攝工作時，可能無法使用到一般健身房常見的器材。與松林製片廠比起來，這個洞穴健身房非常不一樣。當你在某個不熟悉的地方時，你必須根據你所擁有的東西去進行鍛鍊與調整，不過這可以是一大優勢，因為它創造出自然的多樣性，並且迫使你嘗試新事物。當我陪伴丹尼爾到牙買加拍攝他的最後一部龐德電影時，我們敞開心胸，接納在不同地方使用不同鍛鍊器具的作法。這讓我想起了我的軍旅生涯，當時我們被教導要因地制宜、適應和克服環境。

拍攝七部龐德電影的期間，我有幸在工作的同時也跟著劇組到一些令人驚嘆不已的地方旅行，其中一個最令人難忘的景點是智利的阿他加馬沙漠（Atacama Desert），它的高度超過海拔兩千六百公尺，而且是世界上最乾燥、最不適宜居住的地方之一。通常只有科學家會待在那

邊，因為那裡有個觀測所，當丹尼爾拍攝《007：量子危機》時，我們必須適應那裡的健身設施，以及習慣在高海拔處訓練。

不要執著於任何東西

　　有時候在某個地方，可能什麼器具也沒有，但是我從未以這件事當藉口而不鍛鍊，你也應該如此。我喜歡在任何地方都能夠鍛鍊，當我幫班奈迪克・康柏拜區準備《奇異博士》的拍攝時，我們會去他倫敦住家附近的公園，然後充分利用戶外的健身空間。我會帶著一個裝有少許器材的袋子，讓我們能夠在戶外訓練，這樣做也可以激勵他，讓他感受到自由的感覺。

　　我總是告訴我的客戶們不要過於依賴某些健身設備，並不是只有在健身房裡才能把鍛鍊發揮到極致。善用你所擁有的、並且好取得的東西，那就是你的身體，只要利用自身的體重和自然動作，就可以創造出所需要的強度。無論你在室內還是室外、在家裡還是健身房、在公園還是跑道上，你應該要有能在任何地點做訓練的自信。從引體向上、雙槓撐體、弓箭步、深蹲到伏地挺身，你可以在鍛鍊中利用你的體重。當你可以接觸到更完整的器材組時也很好，但是要記得當你沒有那些設備時，你可以回歸使用自身體重去進行訓練，而且仍然是有效地鍛鍊。

　　與其依賴健身機械、器具或小工具，不如依賴你自己。你所需要的只有你的身體和一套你可以隨身攜帶的鍛鍊理論或方法。在投資任何器材或健身房會員前，先投資一套理論和方法吧！

消除藉口

我們許多人都在尋找不要做某些事的藉口。我們假設你正在度假或出差，而飯店的健身房沒有你在家習慣使用的設備，如果你很依賴某些機器，就很容易使用這個理由拒絕鍛鍊或只做較短和較輕鬆的訓練。

當你看向健身房四周的機器，你要記得它們只是無生命的物品，你應該更關注你的身體，還有你可以如何移動和創造強度，這可以轉換你對訓練空間的看法和理解方式。你可能發現一台適合鍛鍊上半身的機器，但是如果你不在健身房，就無法接觸到它，可是你可以做伏地挺身來取代，仍然會訓練到相同的肌群。

一旦你開始更常想到自己的身體，你將會發現自己在鍛鍊方式上變得更有創意。不要給自己設限，你可以發揮無邊無際的想像力。在過去，我通常必須適應當下的環境以執行我的工作，無論是上下樓梯或在倫敦海德公園的沙地上奔跑（這是指馬匹）。發揮想像力的好處之一，就是我在《離開你的舒適圈》這一章中有寫到的，它會迫使你去從事你從來沒有做過的事情。

我的車裡總是會掛著一袋用具，到哪裡都隨身攜帶。裡面包含了一些阻力帶、懸吊系統吊環、健腹輪、一些伏地挺身把手、跳繩和墊子。有了這些重點器具，我知道無論去哪裡，永遠可以持續鍛鍊。由於電影業界的工時較為特別，我們無法確定當我們希望從事訓練時，飯店的健身房是開放的。或者即使到了健身房，我們也可能發現那裡有非常多人在使用。因此當我在一個定點工作時，我永遠會隨身攜帶那個袋子。所以，你為什麼不幫自己準備一袋器具呢？那麼你將可以隨時為鍛鍊做好準備，只要機會出現，就可以善用時間和精力開始鍛鍊。

不要等待健身器材

　　如果在健身房中，有人正在使用你接下來想要使用的機器時，該怎麼辦？這是熱門健身房裡常見的問題，我會建議，不要只是等待，直到機器空出，而是要利用時間去做些其他事情。這就是為什麼意識到自己的身體和想要訓練的肌群是如此重要的原因，透過瞭解自己的身體，你可以改做不同的訓練，但是仍會鍛鍊到相同的肌肉，因此你不必浪費時間等待。

　　如果你不持續活動，你的心跳速度將開始下降，你的身體也會慢慢冷卻，而你的動力也可能會逐漸降低，你寶貴的時間正在消逝。相反地，你可以在等待的空檔安插某些能夠鍛鍊到相同肌群的訓練。請記住，訓練是沒有規則的。你應該樂於去做一些不同的事情來獲得多樣性。如果沒有可取得的機器，那就利用你的自身體重來產生相同的效果。只要做些能維持你的心跳速率、動能、鍛鍊強度的事情就好，試著從一個動作移動到下個動作中間仍然保持活動。

使用大自然作為你的健身房

　　你不見得一定要加入健身房來維持身材，也可以使用大自然作為你的健身房，可以是公園、田野或你家的花園，因為那是一種很棒的環境刺激，對你的心理健康有很大的助益。

　　即使你已經有加入了健身房，也試著混合大自然與健身房的訓練，可能冬天時使用健身房，夏天時就走出戶外，而不要把自己綁死在一件

事情上面。無論何時，你都可以從事任何自己想做的事情。利用你周圍的物品，讓事情保持有趣，並藉由改變環境來適應心情。我認為欣賞一個新城市或新地方的最佳方式，就是慢跑或散步。出去走走，善用你的環境，能讓你在鍛鍊中獲得一些精神刺激。

當我們在馬泰拉時，丹尼爾和我享受穿過老城區到洞穴健身房的壯麗步行，但是我們不能用跑的，因為鵝卵石已經被來往的遊客打磨得很光滑，我們在那些又滑又陡的街道與階梯間快速移動會很危險，尤其是當下雨的時候。但是如果我們是在其他地方，我們就會跑步並探索環境。

第九章

不要讓年齡成為你的絆腳石

丹尼爾‧克雷格第一次接演詹姆士‧龐德是在三十多歲快四十歲的時候，而演出最後一部龐德電影時，他已經五十歲出頭了。但是丹尼爾並沒有因為自己年紀變大就寬待自己，我對他的期望也依然一樣高，甚至更高。

從他飾演第一部的007電影開始到第五部，丹尼爾和我都維持著我們的高標準，展現了電影業中可能性。一些經常健身的二十五歲年輕人可能認為自己超級健康且身材很棒，但是丹尼爾的狀態可以說跟他們不相上下。如今，不是只有二十或三十多歲才能扮演動作英雄，誰說五十歲時就沒有辦法看起來比二十多歲時更好？沒有人可以這麼肯定的吧？丹尼爾和我決定全力以赴，我們盡最大的努力看看可以達到怎樣的成果。

事實上，電影業也不再希望這些動作角色只能由年輕演員飾演，我想這是反映了整個社會對於健康範本的轉變。我們不再將年齡視為健康的障礙，而我也期盼這樣的轉變可以持續下去。你仍然可以保持和年輕時相同的健身目標，只是必須換一條不同的路徑，並且可能需要更多時間才能抵達目的地。

籌備《007首部曲：皇家夜總會》時，我大約花了七個月的時間去

訓練丹尼爾；第二部龐德電影《007：量子危機》的訓練過程再稍微多花了一點時間，持續約九個月。接下來，協助丹尼爾準備好拍攝《007：空降危機》只花了不到一年，之後在《007：惡魔四伏》又花了更多時間和他一起訓練，最後的《007：生死交戰》訓練時間又稍微再延長了一些。

你不需要在五十歲時維持與自己三十歲時一樣的鍛鍊和復原時間，我們顯然無法完全忽略身體會隨著年齡增長而發生變化，但是我們也可以認識到自己又更聰明了一點，我們更加瞭解自己的身體，並且更清楚知道什麼可以激勵我們，什麼不行。

我喜歡訓練年齡稍長的演員們，因為確保他們在拍攝時已經做好萬全的準備，是非常有成就感的一件事。舉例來說，當規劃哈里遜・福特第五部印第安納瓊斯電影的健身計畫時，我必須考量到他揮舞鞭子的這個特定動作，因為這是扮演該角色的關鍵。當他七十多歲拍攝這部電影時，他希望盡可能親自上陣，展現好體能，而我的計畫則是提供他所需要的流暢度和靈活性。

我曾遇過導演和編劇在拍攝時調整劇本，為的是讓演員可以充分展現他們訓練有成的身材。有時候，製作團隊會討論著：「噢，我的天啊！沒想到他可以做到那樣，讓我們利用他的運動細胞，增加一些新元素進去」。也許導演原本計畫在特定場景中使用特技演員，但是卻發現演員本身其實就具有該能力，導演便會詢問演員是否願意自己親自上陣演出，這對電影來說是一大加分，如此能提供更好且更多的真實鏡頭。演員們通常很樂意嘗試，因為這是電影製作過程中的一個樂趣與成就。

從你的鍛鍊中得到更多

　　當你較年輕的時候，健身的衡量標準往往是依據你能舉多重、跑多快，以及體重。隨著年齡增長，你可以稍微改變測量自己進展的方式，更著重在你的感受和表現。當你年齡更長，更重要的是去評估你是否喜歡你的鍛鍊計畫，以及那些鍛鍊是否讓你開心，做讓你感覺良好的事情將是最必要的事。隨著年齡不同，想要取得的平衡點也會有所不同，從前是較偏向著重於運動表現，但是當你步入有點年紀後，更重要的是維持健康和幸福感，以及擁有充沛的體力與靈活度。

　　以雷夫‧范恩斯為例，他異常強壯，也許遠超過你的想像。我曾訓練過雷夫扮演龐德電影中的M、《怒戰天神》和各種戲劇作品。儘管雷夫專注於健身指標，並對那些指標感興趣，諸如他可以硬舉和臥推多少次，但是他在心理上已經把它們調整成更符合年齡的評估（現在的指標不應該是你二十五歲時使用的指標）。當他為了符合電影角色的身材而進行訓練時，雖然他總是告訴我他希望改善他的姿勢，以及他穿著西裝時的樣子與動作，但是我知道這些要求不會影響他享受工作以外的生活（他是個十足的美食家）。

聆聽你的身體

　　年齡伴隨著成熟，而成熟則伴隨著計畫過的決定。你要聆聽你的身體並且提供它需要的東西。

　　對我來說，與較年長的演員們（如哈里遜‧福特、伍迪‧哈里遜

和甄子丹）合作有一個很棒的地方，就是可以從他們身上學習到很多，雖然他們本人可能不會覺得有教我什麼。像在業界已經有數十載的伍迪，有非常多的專業人員幫助他維持身心健康。當我在訓練期間與他對談時，我覺得從他的回饋裡能得到了很多寶貴經驗。伍迪會挑戰我，但是我也從他身上得到一些很棒的訊息，讓我可以用在其他客戶上。作為一位教練，這種互動可以增進你的知識，並且幫助你在業界中顯得與眾不同。

年長的演員們往往已經知道了他們喜歡和不喜歡什麼，你不妨也多花些時間聆聽你的身體，並且瞭解什麼東西能為你帶來效果。你五十歲時的恢復程度不可能像二十一歲時一樣，這在生理上就是不可能達成的。我們無法產生像從前一樣的肌肉組織或是移動得像從前一樣。身體不能像以前一樣有效率，它無法生產相同標準的恢復因子或相同濃度的化學物質。正如同你必須以符合年齡的方式進行訓練一樣，你也必須以適合年齡的方式恢復。理想上，當你年輕時，你應該要習慣從事大量的恢復活動，讓它根植於你的計畫中，使你相信這是生活方式裡的一部分。

甄子丹來自於傳統學派，他演出特技動作不須要使用防護墊，是個令人尊敬的武術家。他非常健壯、體能好，也為此感到自豪。正如我在《星際大戰外傳：俠盜一號》協助他時學到一個重點，就是甄子丹恢復的方法，以及他如何確保自己正在幫助身體治癒和修復。雖然甄子丹非常健康，但是他還是調整了自己恢復的方式與時間，因為他知道當你年齡較長時，你不能繼續做同樣的事情。

維持事情新鮮度

傑瑞德·巴特勒（Gerard Butler）習慣用老派的方式訓練，他的健身都與舉重和增重有關，在幫助他準備電影拍攝，包括驚險動作電影《全面攻佔 2：倫敦救援》和潛水艇電影《潛艦獵殺令》時，我嘗試將他的方法現代化。當我開始與他共事時，他並沒有以適合自己年齡的方式進行鍛鍊，當時他已經四十多歲了，但是仍然勉強自己做二十多歲時所做的運動。

有些人永遠在回憶自己過去做了什麼，而不是活在當下、專注於現在自己可以做到什麼，以及希望未來能做什麼，傑瑞德就是這樣的例子。他經常說起在以前電影中，他經歷過什麼事情，如《300 壯士：斯巴達的逆襲》（主要是關於他所受的傷），但是我告訴他，我們必須調整他的鍛鍊方法。

我跟他說明重置他的健身指標和心態，以符合他的目標與年齡的重要性，而且你獲得的成果還是可以跟過去一樣，只是你不知道罷了。重要的是要感覺自己是朝著符合年齡的新鮮事物去做努力。你可能在某個年齡做過一些事情以達成特定的外貌，但是必須瞭解隨著我們的年齡增長，你需要一種新的心態和一組新的目標。

傑瑞德聽從了我的建議並且改變方法。我為他設計的計畫沒有嚴格的數字指標，也沒有要求他舉起特定重量（但他過去卻是如此）。當我們年紀漸增，擁有能夠接受新鮮事物的心態是很重要的，才能建構出新的、不同狀態的自己。

5-2 鍛鍊計畫

HARRISON FORD FOR *INDIANA JONES AND THE DIAL OF DESTINY*

《印第安納瓊斯：命運輪盤》／哈里遜・福特

　　哈里遜對於自己的健康非常熱情且投入。儘管他已經接近八十歲了，還是非常注意自己的整體健康。他維持著非常活躍、喜愛戶外活動的生活方式，無論是騎腳踏車、馬匹或打網球，這些都是他的愛好之一。哈里遜說每天活動身體讓他保持年輕和健康，而我想任何人無論多老，都應該從他身上受到啟發。

　　成熟伴隨著知識。如同哈里遜，當我們年紀漸長，我們開始更加瞭解自己的極限。你不但明白自己生理上能做到什麼，也知道什麼對自己沒有用。

　　身為一位自兒童時期就喜愛印第安納・瓊斯電影的人，當我意識到自己在健身房中與哈里遜・福特談論揮舞鞭子所需要的動作時，這真是超現實的一刻。

　　所有印第安納・瓊斯電影都非常受歡迎。我記得觀看《法櫃奇兵》時，我還是個小男孩，這部電影嚇壞我了，尤其是最後「約櫃」被開啟的那一幕。《法櫃奇兵》上映四十年後，我被聘僱來協助哈里遜・福特拍攝這個系列電影的第五部：《印第安納瓊斯之命運鐘盤》。

哈里遜是一位敏捷的網球選手，所以我想他很高興聽到我為他設計的計畫可以改善他的發球，幫助他的動作更流暢，聽起來電影中需要的揮舞鞭子動作反而成了次要目標。我告訴哈里遜：「如果你可以發球，你就能夠像印第安納‧瓊斯一樣揮舞鞭子，兩者幾乎是相同的動作」。

為了背景調查，我觀看了一些過去印第安納‧瓊斯電影中的動作場景，我的天啊，他在 1980 年代就做了一些令人嘆為觀止的特技。那時沒有那麼多的電腦合成影像（CGI，computer-generated imagery）技術，而哈里遜大多數的特技動作都是親自上場。他在劇中有大量的奔跑、跳躍和懸掛的動作，加上許多打鬥場景和其他動作設計。身為主角，拍攝印第安納‧瓊斯電影和龐德電影是一樣辛苦，因為幾乎每幕場景中都有你，每件事也都與你有關。你沒有任何停機時間，每天都需要你在現場。

我認為哈里遜很值得欽佩，他在這個年紀還想要參與一部大型電影，並且熱衷於盡可能多些動作方面的鏡頭。因為過去拍攝的動作電影，讓他身上帶有一些小傷，但是他只要覺得有自信且能夠勝任，他很樂意做自己可以做到的事情。哈里遜一直很健康，看看他演過多少部動作片，以及他參與其中的大量動作場景就知道。

經歷過 1980 年代更具挑戰性的時期，當時他基本上是自己的特技演員，在印第安納‧瓊斯電影中，他可以按照自己的節奏來做事。他清楚知道自己可以做到什麼，而哪些他必須留給特效團隊去處理。

印第安納‧瓊斯使用的鞭子相當沉重，哈里遜必須表現出一個特定動作，使鞭子劈啪作響。當然，他在前四部印第安納‧瓊斯電影中已經成功甩過鞭子，但是我設計的計畫能夠使他的身體自在行動，並且提供他在這部新電影中需要的流暢度與靈活度。此外，很重要的是這個計畫也提供他感覺良好的因子，而且他不會感受到疼痛。2021

年，拍攝印第安納‧瓊斯的同時，哈里遜每週進行此鍛鍊兩次。這個計畫我推薦給所有年齡層的讀者，因為它能夠使你的身體保持行動，也讓你的心智一同參與。此計畫可以讓身體聰明地鍛鍊，能讓身體在不會疼痛的情況下自然地動作，同時有助於預防痠痛，這就是我一直強調的「智能健身」。

活化和有氧運動

針對活化運動，你可以使用阻力帶、自身重量、動態伸展或少量有控制的有氧運動。儘管我對哈里遜仍然採取我的 5-2 訓練法，但是我將鍛鍊之間的兩分鐘有氧運動轉換成在肌肉組織上使用震動工具（一種震動按摩槍）兩分鐘。我認為它感覺起來有一點更像是哈里遜的恢復時段，而不是全時段鍛鍊。如果你想進行兩分鐘的有氧運動，請隨意跳上腳踏車或從事任何可以提高你心跳速率的運動。

▲ 哈里遜的 5-2 鍛鍊計畫

阻力帶單臂側向下拉

哈里遜飾演印第安納・瓊斯的所有鍛鍊都是使用阻力帶而不是加重重量，因為阻力帶可以提供更平順的動作和做動作時的持續張力。我會在深蹲架或訓練架上固定阻力帶，高處一條、大約腰部的高度一條，然後低處一條，這些都有助於伸展和牽引（當血液在關節之間流動時）。當然，你不必在健身房中訓練，或是一定要有一個深蹲架或訓練架，你只需要一個可以綁上帶子，且夠強壯到能抵抗你體重的地方即可。這項特別的訓練對你的背部和肩膀都很好。

訓練方法

1 雙膝跪地面對訓練架，抓住連接在高處、高過於頭的阻力帶。用三根手指抓住阻力帶（除了大拇指或小指外）。如此一來，可以提供你更好的抓握和感覺。

2 保持跪姿，輕輕向後拉，直到阻力帶處於拉緊狀態。

3 維持手肘緊靠身體，阻力帶上移到你的胸口處。

4 非常緩慢且在有控制的動作下，讓阻力帶回到訓練架上。你可以允許被阻力帶稍微往前拉，你將會感覺肩膀好像被輕輕拉出杵臼關節，但事實上並沒有。這會讓血液流入關節處。

5 換另一隻手進行相同動作。

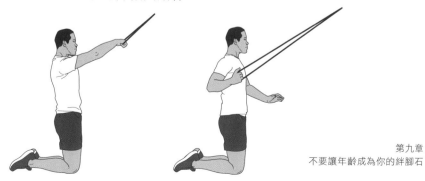

阻力帶側旋轉

這項動作對你的旋轉肌群和後背肌很好，而且有助於預防你的肩膀前轉。

【訓練方法】

1. 站在訓練架側邊，並抓住綁在中間高度的阻力帶，同樣只使用三跟手指抓握。
2. 保持手肘緊貼身體一側，旋轉手臂，使其遠離你，直到你感覺阻力帶有一些張力。
3. 用一種緩慢且有控制的方式，讓阻力帶回到開始位置。
4. 交換，另一側重複此動作。

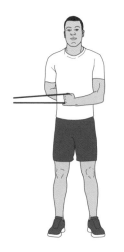 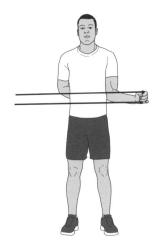

阻力帶內旋轉

你在這個訓練裡鍛鍊到的肌肉會與前面的相同。

訓練方法

1. 將手臂往外打開，與身體平行，使用綁在中間高度的阻力帶，一樣只用三指抓握。
2. 接著將彈力帶和張力拉向你的肚臍。
3. 進行此鍛鍊時保持你的核心收緊，讓身體得到穩定。
4. 交換，另一側重複此動作。

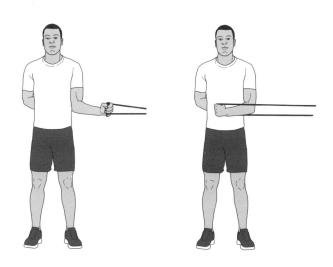

阻力帶單臂低拉划船

此動作可以訓練到後三角肌和背闊肌。

訓練方法

1. 使用位於低處的阻力帶，一樣使用單手三指抓握。
2. 讓手肘緊靠身體，同時把阻力往後拉，直到手來到胸部高度。
   這樣可以讓你收緊背闊肌，也就是你背部的側面肌肉。
3. 放鬆，讓阻力帶回到原始位置。
4. 交換，另一側重複此動作。

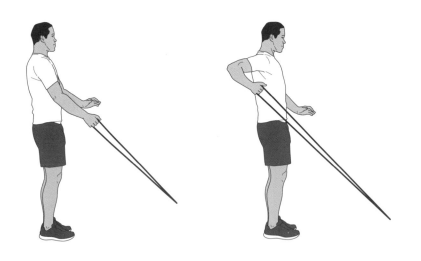

阻力帶伸展肩關節囊

除了你的肩膀外，此動作也會鍛鍊到胸肌、肱二頭肌和前臂肌肉。

訓練方法

1. 背對訓練架，在你身後高處懸掛一條阻力帶。
2. 雙手抓握住阻力帶，兩手皆使用三指握住。
3. 向前走直到感受到阻力帶的張力，微微低頭，讓手臂在身後稍微抬高。
4. 一隻腳慢慢向前移動，並且抬起頭，凝視前方，輕輕提高你的胸膛。你將會感受到肩關節囊（軟組織和結締組織）的伸展。
5. 維持伸展 30 ～ 60 秒。
6. 向後走回訓練架，回到開始位置時，放鬆手指。

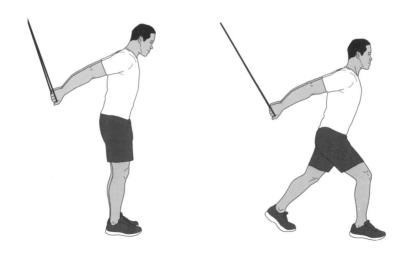

哈里遜的鍛鍊計畫 HARRISON'S WORKOUT

阻力帶單臂側向下拉：兩側各×15次

震動器具用於：背闊肌

阻力帶單臂側向下拉：兩側各×12次
阻力帶側旋轉：兩側各×12次

震動器具用於：肩膀

阻力帶單臂側向下拉：兩側各×10次
阻力帶側旋轉：兩側各×10次
阻力帶內旋轉：兩側各×10次

震動器具用於：肩膀

阻力帶單臂側向下拉：兩側各×8次
阻力帶側旋轉：兩側各×8次
阻力帶內旋轉：兩側各×8次
阻力帶單臂低拉划船：兩側各×8次

震動器具用於：下背部和背闊肌

阻力帶單臂側向下拉：兩側各×6次
阻力帶側旋轉：兩側各×6次
阻力帶內旋轉：兩側各×6次
阻力帶單臂低拉划船：兩側各×6次
阻力帶伸展肩關節囊：伸展30～60秒

震動器具用於：肩關節囊

5-2 鍛鍊計畫
JOHN KRASINSKI FOR JACK RYAN

《傑克‧萊恩》／約翰‧卡拉辛斯基

　　我很尊敬約翰做事情的態度。我發現在每次的訓練裡，我幾乎都會對他說：「不要做太多，不要超過桿子的負重，你今天不需要向自己證明可以做到」，然後偶爾，我不得不控制他。我從來沒有對他說過：「你做得不夠」。

　　約翰天生就擁有力量、動力和野心，而且如同其他演員，他對自己電影的準備工作總是一絲不苟。看到一個人工作得如此認真，尤其是一個擁有忙碌人生，既是丈夫又是父親的人，總是很激勵人心。

　　約翰說他喜歡讓身體可以維持在最佳狀態三到四週。他瞭解生理上不可能永遠保持在最高的體能水準，如果你覺得自己可以永遠保持最佳狀態，那你一定是瘋了，因為這不僅不切實際也無法持續。

　　透過這種方式，約翰像菁英運動員一樣思考，這是現今動作電影產業的演員們所需具備的心態。每位運動員都會告訴你，當你試圖在某些賽事中達到巔峰狀態（如奧林匹克運動會），但是你只能維持那種狀態幾週，接著你必須降低標準，回到不那麼強烈鍛鍊的時期。當你的身體和心智休息過後，你可以重新開始設定你的目標，然後再次打造最強的

自己。

　　訓練約翰之前，我與他的妻子艾蜜莉・布朗（Emily Blunt）合作過，當時是幫助她準備《命運規劃局》（The Adjustment Bureau）的拍攝。約翰和艾蜜莉不只是為了電影才鍛鍊，維持良好的身心健康已經自然而然地成為他們生活的一部分。他們原本的生活方式已經提供了一個強而有力的基礎，所以當需要為電影角色做準備時，只要稍微調整重點並且增強鍛鍊即可。必要時，他們總能快速啟動訓練計畫，結束後，他們也能馬上放鬆，這對身心來說都非常重要。健身是他們生活裡很重要的一環。

　　約翰在電裡中扮演傑克・萊恩，是一名中央情報局（CIA）的探員，所以他希望自己看起來好像能在那個領域中應付自如。他必須能夠展現出多種體能狀態，像是衝刺、打鬥、利用牆面彈跳，還有把槍拆開再裝回去。這個角色強調速度和手眼協調能力。

　　為了讓約翰做好長期拍攝的準備，我設計了一套全面又密集的鍛鍊計畫，其中包含一些約翰喜歡的項目。約翰喜歡擁有強大的力量，他最愛的測量指標是使用單次最大反覆重量（one-rep max，一次可以舉起多重的重量），因為這個指標很容易與你的訓練夥伴競爭和做比較。

　　這個鍛鍊計畫是約翰為了達到最佳增肌階段所做的持續訓練，是屬於非常大量的運動。增肌階段過後，我們會轉換到調節階段，有助於展現出辛苦訓練的肌肉。

　　如果你希望身體能夠隨時維持在最佳狀態幾週，那麼你必須知道如何以一種可持續的方式去訓練和維持，讓你在達到最佳狀態的同時也可以保持在那裡一段時間。在維持模式時，你要能夠感受到自己是還有餘裕的，這樣在邁進體能顛峰時，才不會讓一切變得困難。

　　如果你使用肌力作為你的評量指標，記得要不時回到關鍵、原始的

複合式鍛鍊，然後看看自己的單次最大反覆重量是多少。約翰和我每四到六週就會這樣做一次，檢查他是否更加強壯還是與前次測量持平。使用單次最大反覆重量去監控你的進步是較容易的方式，因為肌肉不會在測量前就感到疲勞了。即使你不是處於自己的最佳狀態，你也應該要能夠維持肌力，確保它保持在單次最大反覆重量的百分之二十以內。

活化和有氧運動

活化運動方面，約翰會在跑步機上走上坡十分鐘。因為準備時間相當緊湊，所以當他行走時，我會一邊講解健身房中白板上的內容。約翰為此鍛鍊計畫做了混合的有氧運動，包含第一先在跑步機上進行兩分鐘的衝刺，第二騎風扇腳踏車（包括使用把手和踏板），第三是使用登山機模擬攀登。有氧運動的第四部分是在跑步機上衝刺，最後的爆發階段，則是再騎一次風扇腳踏車。

約翰的 5-2 鍛鍊計畫

負重臥推

重點不在於你上下移動槓鈴有多快，而是肌肉處於用力或收縮狀態下的時間長短，這才是給你最大適應力並且讓你獲益最大的要素。你可以在此鍛鍊中加入其他變化，像是利用躺在長凳上的角度不同，可以從上斜到平躺到下斜。

訓練方法

1. 你需要一位訓練夥伴作為你的在旁協助者（或是請健身房中的某人幫忙）。或者，你可以使用史密斯訓練機，當你舉起和放下重量的時候，它可以幫助你安全地獨自進行訓練。

2. 躺在平坦的長凳上。雙腳擺放的位置取決於你覺得最舒服的地方。有些人喜歡雙腳踏在長凳上；有些人則偏好雙腳平放在長凳兩旁的地面上。

3. 雙手分開與肩同寬舉起槓鈴。

4. 在進行此訓練的第一部分時，應該要有人幫助你，尤其是當槓鈴上的重量很重時。

5. 緩慢降低槓鈴到你的胸口。

6. 用爆發力，將槓鈴舉回開始位置，此時你的手肘是卡緊或伸直的。

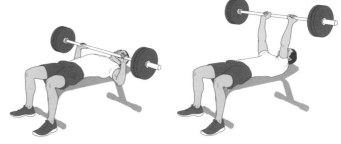

負重硬舉

複合式動作是約翰鍛鍊計畫的基石，因為它們意味著約翰總是啟動多重肌肉群，而這樣使他不僅可以增長肌肉，還可以增加力量。

訓練方法

1. 雙腳打開與肩同寬，站在槓鈴前面，腳趾朝前。將注意力集中在前方。
2. 一隻手使用正手握法，另一隻手採取反手握法。
3. 背部和脖子保持中立位置，彎腰並舉起槓鈴，接著回到站姿，槓鈴輕輕接觸到你大腿的中段。你應該會非常輕微地向後傾。
4. 根據你的能力和動作範圍，把槓鈴降低到小腿中段或放回地板。

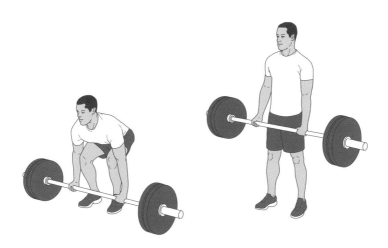

負重深蹲

我喜歡深蹲，我想不到當你在深蹲時有哪個肌肉群不需要參與其中，所以也會對你的心血管系統帶來一定的壓力。深蹲是身體能夠執行的最流暢肌肉動作序列，它帶來的獲益是巨大的，而且好處顯而易見。如果你想要的話，也可以使用啞鈴取代槓鈴。

訓練方法

1. 嘗試使用護頸套，這樣會比較舒適。
2. 站在健身桿前面，槓鈴應該擺放在肩膀左右的位置。
3. 雙腳打開與肩同寬，小心地舉起槓鈴，然後往後走兩步，注意力仍然維持在前方。
4. 腳趾稍微向外。蹲下，持續降低臀部，直到膝蓋彎曲成九十度角。
5. 停留再回到開始位置。

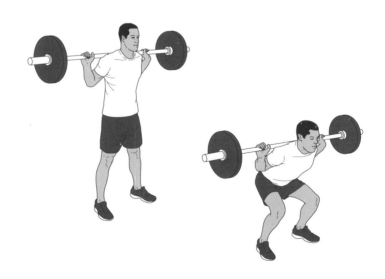

引體向上

有什麼鍛鍊是比利用自己的體重,並把身體拉超過單槓更好的呢?只要你減去一些體脂肪,然後增加多一點肌力,你將會發現引體向上容易許多。引體向上是一種非常視覺化且能促進動力的訓練。

訓練方法

1. 使用正握,雙手放在單槓上,手的寬度需要超過肩寬。
2. 腳踝交叉,抬起腳跟,直到它們呈九十度角,這樣可以防止你身體搖晃,並且確保正確的肌肉參與其中。
3. 把身體向上拉,直到下巴稍微高過單槓。再次回到開始位置。
4. 如果這個訓練對你而言有難度,試著將一條彈力帶綁在單槓上,讓一腳可以踩在彈力帶上輔助,可以分擔一些身體重量。
5. 或者,你可以在單槓下方擺一張長凳或椅子,這樣能夠讓你在完全下降之前有所支撐而再拉起來。

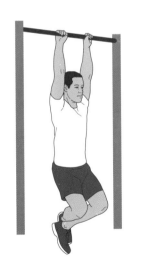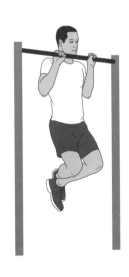

撐體

　　跟引體向上相似，撐體給予你利用自身體重去變得更強壯的良好感受，而且又是衡量你進展的一個優秀指標。能夠把自己放低，接著又回到開始位置會帶給你一種非常滿足的感覺。

訓練方法

1. 雙手放在一個穩固物體的邊緣，如一張長凳。你的雙手放在身體後面並且與肩同寬。雙腿抬高，最好高於腰部。
2. 降低自己身體，使手肘彎曲成九十度角。
3. 把自己推回到開始位置。
4. 記得在出力時要呼氣。

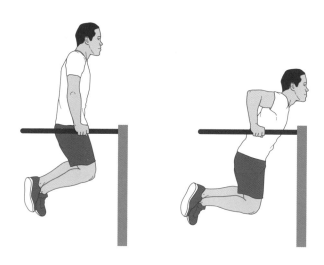

約翰的鍛鍊計畫 JOHN'S WORKOUT

負重臥推×25次

有氧運動

負重臥推×20次
負重硬舉×20次

有氧運動

負重臥推×15次
負重硬舉×15次
負重深蹲×15次

有氧運動

負重臥推×10次
負重硬舉×10次
負重深蹲×10次
引體向上×10次

有氧運動

負重臥推×8次
負重硬舉×8次
負重深蹲×8次
引體向上×8次
撐體×8次

有氧運動

5-2 鍛鍊計畫

BENEDICT CUMBERBATCH FOR *DOCTOR STRANGE*

《奇異博士》／班奈迪克・康柏拜區

　　班奈迪克非常重視「塑造角色」這件事，他會針對每個角色去改變自己的體型特徵，以確保符合該角色的人格特質和個性。拍攝每部電影時，他不但會改變自己的鍛鍊計畫，而且也勇於嘗試新鮮事物。舉例來說，雖然他為了《奇異博士》的角色把自己練得更健壯，但是到了拍攝《模仿遊戲》時，因應角色需要又減去一些體重。班奈迪克就像一個豐富的自然生態圈，承載了多元多樣的生物，我們每個人也應該呈現這樣的自然多樣性，並且不去抗拒接受新的事物。

　　班奈迪克是個大忙人，無論多早或多晚，他總是投入於工作中。掌握時間和效率始終是他的訓練核心。我調整他的鍛鍊課程以因應他忙碌的工作時間表，我相信所有忙碌現代人也都需要這麼做。

　　《奇異博士》是班奈迪克・康柏拜區的第一部漫威電影，這對任何人來說，應該都是職業生涯的重大時刻。踏入漫威電影宇宙是一項艱鉅的任務，因為你知道將會有某些要求與期待。你知道自己將會需要展現很多運動能力和動作技巧，以及熟記大量的動作序列，即使是在最佳狀態下，但要獨自完成這些要求是很有困難度的，再加上還要穿上活動受

限的戲服，又更具挑戰性了。

　　從第一天開始，我就知道班奈迪克會精確且從容地面對他的第一部漫威電影，因為他不只有能力，還非常投入其中。他並非健身新手，以前也曾經受過訓練。我有三到四個月的時間可以打造他，讓他不管是外表上呈現出來的感覺，或是移動起來的感覺，都和他所詮釋的角色可以完全融入且貼合。班奈迪克非常注意細節，但最重要的是，他信任我的訓練程序，而且願意盡一切努力確保自己擁有那部電影所需的正確訓練和美學。

　　雖然我們的目標之一是塑造班奈迪克的體格，並且給予他更多一些拍攝時所需要的肌肉量，但是我清楚知道那些肌肉不能看起來不自然，好像是刻意由健身房和鍛鍊所雕塑出來的。導演希望班奈迪克的體格看起來像是該角色在其生活方式下自然形成的產物。

活化和有氧運動

　　班奈迪克是個超級快的百米短跑選手，因此有氧運動的部分，我會安排他在田徑場上進行短跑訓練，並且逐漸增加訓練強度。我會先讓他以最大能力的40％進行第一次百米衝刺，然後在第二次時以60％進行，第三次80％，最後幾次會以百分之百的速度進行衝刺。偶爾，我們會離開田徑場，改做一些爬坡衝刺。在訓練結束後，我們通常會跑回他的住處，讓身體冷卻降溫一下，再伸展和補水。

班奈迪克的 5-2 鍛鍊計畫

雙槓撐體

我喜歡使用雙槓，因為是在公園裡很容易就可以取得的工具。雙槓的一大優點在於它們可以提供全身鍛鍊，所以非常適合用來促進肌肉、增強肌力並讓你充分發揮能力。

訓練方法

1. 把身體撐上雙槓往往是最困難的部分。你的手肘需要卡緊或伸直，雙腿彎曲成九十度角，腳踝在身後交叉，然後手肘彎曲成九十度角，使自己身體下降。
2. 回到開始位置，卡緊或伸直你的手肘。
3. 以可控制的方式在你的能力範圍內做愈多次愈好，過程中不要搖晃身體。當你開始感到疲累，可以藉由把雙腳或腳踝放在阻力帶上，如此你可以擠出最後一絲力量再多做幾次（在你開始鍛鍊之前就把阻力帶綁好會容易些）。

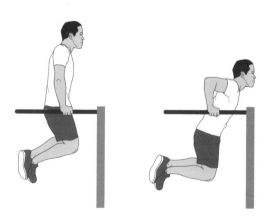

雙槓伏地挺身

自身體重是一個可以衡量進步的好用工具。它既簡單又容易控制，並且非常安全，因為你不會做出高風險動作，可減少受傷的機會。

(訓練方法)

1. 你可以使用雙槓或任何伏地挺身把手，甚至是啞鈴來做這項鍛鍊。手腕擺放在較自然（不彎曲）的位置可以讓你更標準地進行伏地挺身，同時增加更多阻力和動作。

2. 確保你的脖子或背部維持在中線位置，讓核心參與，尾椎骨不翹起來。你的雙腳應該保持與肩同寬。

3. 降低身體，直到胸口稍微低於雙槓，接著回到開始位置，手肘卡緊。

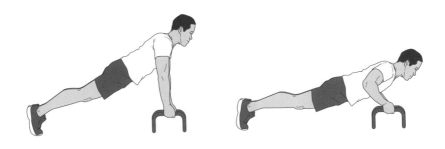

引體向上

引體向上也是另一種衡量肌力進步的好方法。任何運用你自身體重的訓練都是具挑戰性且有助於增進肌肉量的。

訓練方法

1. 使用正握，雙手放在單槓上，擺放到剛好超過肩寬的位置。
2. 腳踝交叉，抬起腳跟，直到它們呈九十度角，這樣可以防止你的身體搖晃，並且確保正確的肌肉參與其中。
3. 把身體向上拉，直到下巴稍微高過單槓。再次回到開始位置。

TIPS | 如果這個動作對你而言太困難，可以在槓上綁上阻力帶，讓腳可以踩在阻力帶另一端，除了可以帶來平衡作用，還能增加拉起身體的輔助力量。或者，也可以在單槓下方擺放一張長凳或椅子，讓你在完全下降之前有支撐力再跳起來。

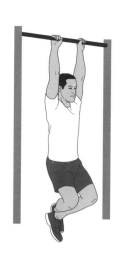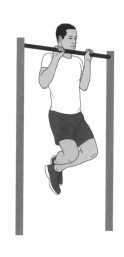

三頭肌撐體與抬腳

除了對肱三頭肌來說是個很好的訓練外，這項訓練對於伸展肩關節囊（即肩關節周圍的韌帶）也很棒。這項訓練也很容易做其他變化式，像是可以改用單腿來進行，我也會讓班奈迪克穿上重量背心以增加阻力。另一個增加強度的方式是在身體向上時，眼睛看向天空並盡量向後看。

訓練方法

1 雙手放在一個穩固物體的邊緣，如一張長凳。雙手置於身後，與肩同寬。

2 雙腳和腳踝應該放在前方的一張長凳上，最好高於腰部。

3 降低自己，使手肘彎曲成九十度角。

4 現在把自己往上推回開始位置。

5 記得用力時要吐氣。

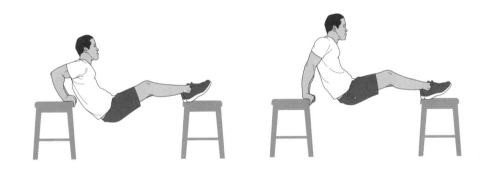

TRX 肱二頭肌訓練

　　TRX 是一款多功能的訓練工具，透過它能夠調整身體的位置，並調節阻力，進而讓更多或更少的自身體重參與鍛鍊。這項練習對任何鍛鍊來說都是很好的結束動作，因為它可以讓你使用到身體最後 10％的能量，達到力竭的程度，這也意味著你無法再以正確動作完成下一個重複動作。

訓練方法

1. 掌心相對，握住握把，身體微微傾斜後躺。
2. 拉起握繩，同時讓掌心朝上，將身體帶起，手掌會來到額頭位置。
3. 肱二頭肌出力收緊並回到原始位置，你的手肘應該呈現卡緊或伸直的姿勢。

TIPS ｜ 如果你需要更多阻力，移動雙腳，讓身體更加傾斜。如果需要減少阻力，讓身體傾斜度小一點，或是接近於站姿。

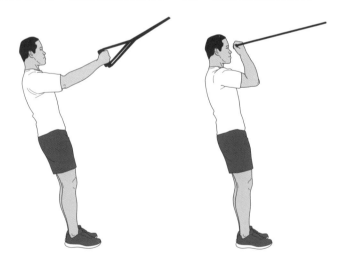

班奈迪克的鍛鍊計畫 BENEDICT'S WORKOUT

雙槓撐體×25次

有氧運動

雙槓撐體×20次
雙槓伏地挺身×20次

有氧運動

雙槓撐體×15次
雙槓伏地挺身×15次
引體向上×15次

有氧運動

雙槓撐體×10次
雙槓伏地挺身×10次
引體向上×10次
三頭肌撐體與抬腳×10次

有氧運動

雙槓撐體×8次
雙槓伏地挺身×8次
引體向上×8次
三頭肌撐體與抬腳×8次
TRX肱二頭肌訓練×8次

有氧運動

5-2 鍛鍊計畫

TOM HIDDLESTON FOR *KONG: SKULL ISLAND*

《金剛：骷髏島》／湯姆·希德斯頓

　　湯姆具有強烈競爭心，不過他不只與他人競爭，也與自己競爭，這是一個很好的特質。他會根據自己能做多少個引體向上和單次最大反覆重量來衡量自己，也會測試自己五公里能跑多快。不會害怕給自己設定一些挑戰。

　　為《金剛》做準備是一份巨大無比的挑戰。不過湯姆非常喜歡，也很樂意去嘗試從未做過的事情或活動。他經常走出他的舒適圈，做那些不曾做過的事情，對他來說不是個問題。湯姆為了準備電影全力以赴鍛鍊的心態，我覺得可以讓每個人獲得一些啟發。

　　湯姆欣然接受訓練的強度和痛苦，對他來說，似乎是越痛苦越好。他不介意在每次訓練中處於嘔吐的邊緣（當然，我不會推薦這種方法！）

　　當我為湯姆制定一個鍛鍊計畫，幫助他為《金剛：骷髏島》做好準備時，他對我說：「只要能讓我具備我所需要的能力，我很樂於走出舒適圈」，了解了他所懷抱的心態，讓我知道湯姆將能夠面對我在健身房對他的所有要求，他確確實實可以承受這種強度。在我於電影業二十多

年來制定的所有計畫中，湯姆的訓練方案可能是最殘酷的。

因為如果他想盡可能地增加肌肉組織，那必定要忍受艱難。我們使用帶有重量的複合式動作，我需要他做這些動作直到力竭，然後進入強迫反覆（forced reps），也就是你的訓練夥伴會開始介入，在你力竭後透過分擔一些重量來幫助你多重複幾次。湯姆總是很樂意這樣做，如果他覺得這有助於他塑造電影中的角色，他就願意在槓鈴上裝滿重量並忍受鍛鍊的強度。

當你訓練湯姆時，你真的必須知道自己在說什麼，因為他知識淵博，而且身強體壯。在我開始和他一起為《金剛》拍攝做準備之前，他的鍛鍊強度已經很高了，這要歸功於他的遺傳基因，他在年輕的時候就展現了無與倫比的天賦。身為一個男孩，他參加了所有運動，而且是一個表現優異的運動員。湯姆是一個很棒的橄欖球運動員和一個了不起的越野跑者，這種體育背景幫助他在動作電影中表現更為出色。

湯姆在為《金剛》做準備時，也同時在拍攝電視劇《夜班經理》，對於忙碌的演員來說，在準備進入到下一部作品的期間，同時進行另一部作品的拍攝是很常見的情形。在這種情況下，我必須留意不要過度改變他們的外觀，因為這可能會影響劇中的連貫性。為了幫助他打造更多的肌肉，我們改變了他的營養攝取，增加更多熱量，更著重蛋白質的補充。

我必須對湯姆進行的另一項調整，是減少他花在跑步上的時間。對湯姆來說，這是一種逃離現實的方式，而且他認為這種方式相對容易。他有時候只是因為有趣，就在早上跑了十公里，但是我必須限制這個時間，因為我不希望他出現分解代謝，把練好的肌肉組織被當作能量燃燒，這也是為什麼他的營養攝取必須恰到好處，否則，辛苦建造的肌肉組織將被浪費掉。雖然我仍然鼓勵湯姆去跑步，因為那是他所喜歡的，

但是我要求他壓縮跑步時間，他可以進行更短但更激烈的跑步。

在這個鍛鍊計畫中的前四個，我所選擇的訓練分別是負重啞鈴上斜推舉、負重啞鈴深蹲、負重坐姿肩上推舉和負重硬舉，因為它們是具有重量的複合式動作，我相信它們是打造肌肉的有效方法。

我把湯姆的訓練資料寫在健身房的白板上，這樣我就能清楚知道過去幾週的鍛鍊中，他能舉起的最大重量和反覆次數能力的變化。對我來說，衡量湯姆的標準是他舉起了多少重量、消耗了多少卡路里，以及他增加了多少肌肉組織。

活化和有氧運動

湯姆經常對我說：「你自己先進去我家，因為我要去快跑五公里」，這個安排很適合我，因為我可以在他回來前設定好一切。感謝老天，我不必和他一起跑，因為我永遠也跟不上。如果你不熱衷於跑步，你可以透過使用彈力帶或做彈震式深蹲（ballistic squats）來活化和激發肌肉組織。如果某件事能讓你感覺良好，並有助於你為手邊的任務做好準備，那麼你就應該常做那件事。

◢ 湯姆的 5-2 鍛鍊計畫

啞鈴上斜推舉

這個訓練能帶給你絕佳的力量和外型。長椅的角度可以調整成上斜、平坦、下斜，傾斜的角度決定了不同的訓練部位，以及肌肉群從哪裡開始啟動。將長椅調整為上斜的角度，可以鍛鍊到更多的上胸部，並徵召到更多肩膀的肌肉。

訓練方法

1. 在不同的訓練中使用不同的長椅角度，可以變換你所啟動的肌肉群。從二十五到四十五度角，都是很好的選擇。
2. 把啞鈴從地板舉到膝蓋上，然後等等要利用一些動力把它們舉到空中並就定位。
3. 把啞鈴上抬到胸部以上，直到它們輕輕地互碰。
4. 將啞鈴下放，直到你的手臂呈九十度角，你可以感覺到胸部有良好的伸展。
5. 將啞鈴放回胸部上方的起始位置，卡緊或伸直你的手肘，讓啞鈴互碰。

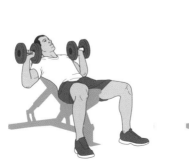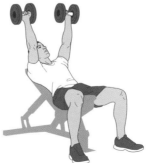

啞鈴深蹲

我認為這是所有鍛鍊中的至寶，因為基本上它是一種全身性的鍛鍊。從你拿起重量開始下蹲的那一刻起，你的身體就在使用所有的肌肉群來創造力量，以幫助你完成這項鍛鍊。執行深蹲所需的能量是相當巨大的。

訓練方法

1. 雙腳站立，與肩同寬，腳趾稍微朝外，啞鈴放在雙腳兩側的地板上。
2. 背部和頸部維持在中線位置，下蹲並將啞鈴拿起後站起。
3. 收緊核心力量，透過臀部和大腿後側肌群發力下蹲。下蹲時我喜歡啞鈴接觸地面，但如果你的腿呈現彎曲九十度角，也是可以的。
4. 回到開始位置。

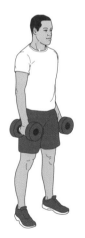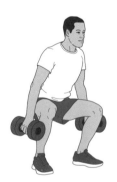

啞鈴坐姿肩上推舉

這項複合式訓練動作，不但是衡量自己進步的好方法外，也是讓你可以嘗試變化的鍛鍊方式。如何把自己擺放在正確位置是非常重要的，因為你可以啟動次要穩定肌肉，像是核心。你還可以嘗試手的不同位置，手掌朝向自己，稱為阿諾推舉（Arnold press，以阿諾・史瓦辛格命名），以及更常見的肩上推舉，即你的手掌背對身體。

訓練方法

1. 坐在長椅上時，將啞鈴從地板上拿起來，先放在膝蓋上。
2. 當你要利用一點動力將啞鈴舉到肩上推舉的位置時，最好有一位健身夥伴在你身後協助。
3. 你的協助夥伴應該幫助你在空中完成第一個動作，讓啞鈴在你的頭頂正上方，啞鈴應該彼此輕碰。
4. 將啞鈴下放，直到你的手肘呈九十度角。
5. 與任何運動一樣，始終確保你在用力時呼氣，這將會增加你的力量和肌力。

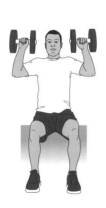
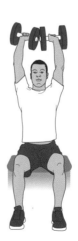

負重硬舉

這個鍛鍊有多種形式，對於握力和整體肌肉發展來說，都是一個很好的運動。你可以選擇使用啞鈴或槓鈴來做訓練，也可以嘗試各種起始位置，像是把槓鈴從地上拿起來、從小腿的一半開始，或者從膝蓋下方開始。你還可以繼續使用槓鈴，再增加另一項元素，如增強式訓練和伏地挺身。

訓練方法

1. 站在槓鈴前，雙腳打開與肩同寬，腳尖向前。專注於看著正前方。
2. 我偏好一隻手正握，一隻手反握，因為我認為這能帶來更多的力量和控制。
3. 背部和頸部保持中線位置，彎腰握起槓鈴，回到站姿，槓鈴輕輕觸及你的大腿中段。你應該要非常輕微地向後傾。
4. 根據你的能力和動作範圍，將槓鈴放回到小腿中段或地面上。

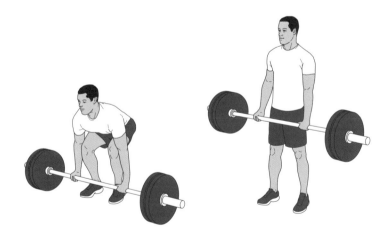

基礎動作組合

我喜歡用一些動作來結束鍛鍊，像是三頭肌撐體、伏地挺身和啞鈴側平舉，這些練習可以確保某些肌肉群完全力竭和疲勞。不要害怕這些動作無法完成，因為它們只是用來幫助你適應並進步。

【三頭肌撐體】

訓練方法

1. 把你的手放在穩固物品的邊緣，如長凳。雙手放在身後，與肩同寬。腿和腳踝在長椅上抬起，最好高於腰部高度。
2. 把身體放下來，使手肘呈現九十度角。
3. 將身體推回起始位置。
4. 記住，用力時要呼氣。

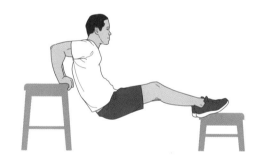

【伏地挺身】

訓練方法

1. 把雙手放在地上，與肩同寬。
2. 如果你是新手或是肌力較差，可以從上半身開始練習，先讓膝蓋跪地雙腿交叉。

3 如果你要感覺更舒適，並讓手腕有更多保護，可以握住兩個啞鈴，這將使你的手腕伸直，並允許身體進一步的往下降。

4 讓身體往下降，直到手肘呈現九十度角，如果你是使用兩個啞鈴，則能使身體降更低。

5 撐起身體並回到起始位置。用力時呼氣。

6 為了增加強度，將你的膝蓋離開地面，背部和頸部維持在中線位置，然後重複同樣的動作。

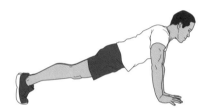

【啞鈴側平舉】

訓練方法

1 將啞鈴舉到側面，手肘略微彎曲，使其與耳朵或肩部頂部平行。

2 回到起始位置。

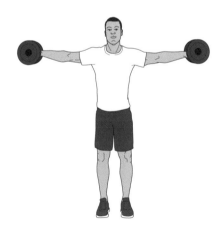

湯姆的鍛鍊計畫 TOM'S WORKOUT

啞鈴上斜推舉×25次

有氧運動

啞鈴上斜推舉×20次
啞鈴深蹲×20次

有氧運動

啞鈴上斜推舉×15次
啞鈴深蹲×15次
啞鈴坐姿肩上推舉×15次

有氧運動

啞鈴上斜推舉×10次
啞鈴深蹲×10次
啞鈴坐姿肩上推舉×10次
負重硬舉×10次

有氧運動

啞鈴上斜推舉×8次
啞鈴深蹲×8次
啞鈴坐姿肩上推舉×8次
負重硬舉×8次
基礎動作組合×8次

有氧運動

5-2 鍛鍊計畫

BRYCE DALLAS HOWARD FOR *JURASSIC WORLD*

《侏羅紀世界》／布萊絲‧達拉斯‧霍華

　　你不必以力量或速度作為衡量標準，像布萊絲最大的目標是提高她的穩定度和平衡感。當我剛開始訓練她時，她很難用單腿站立，但在我為《侏羅紀世界》訓練她之後，她可以毫無輔助、輕鬆地單腳站在半圓平衡球上，甚至閉著眼睛也可以，這對她來說是一大進步。

　　布萊絲總是笑臉迎人，無論是鍛鍊開始還是結束。她總是告訴我她有多喜歡某些練習，這種積極性有助於她從鍛鍊中獲得最大的收益。

　　布萊絲好像有好幾個月的時間是要穿著高跟鞋搭配長褲套裝，被恐龍到處追趕。如果沒有先進行訓練和準備，是無法踏入那種場景的。

　　在拍攝像《侏羅紀世界》這樣的動作電影時，據說每天只能得到大約一分鐘的可用鏡頭。作為一名演員，每天要在叢林中奔跑十二或十四個小時、在卡車上跳上跳下、在汽車下方潛水，偶爾還要與霸王龍搏鬥。有些時候，你所有的努力甚至無法換得那短短的六十秒。

　　《侏羅紀世界》的前期製作和拍攝期對布萊斯的體能要求極高。拍攝時間極長又很嚴苛，大約持續了六個月，她每天從早上 6 點到晚上 6 點都得待在片場中。像這樣的排程，你真的需要知道如何照顧自己，否則你就無法成功拍完。我的主要目標是限制和管理我的演員可能出現的

任何不適或受傷，並努力防止他們生病，因為沒有時間讓他們生病。

在拍攝電影時，你的身體愈健康，就愈能樂在其中。在經歷這些大型製作時，你最不希望的是每天都感到疲憊不堪，因為一旦你力不從心，你的信心就會深受打擊。你每天都會以一種不太有自信的心態去工作，這一點會在螢幕上表露無疑。

在大部分的前期製作時期，我在英國而布萊絲在美國，所以我對她進行了線上視訊訓練。這樣的效果也很好，因為我以前去過她的健身房，我知道我在那裡會使用的鍛鍊方式和她擁有的設備。她會把她的手機放在一個三腳架上，這樣我就可以準確地看到她在做什麼，我在示範動作時也使用相同的方法。她非常認真，展現我們一同在實體健身房時會有的活力。當你有一位如此熱忱的學員時，整個過程會變得容易許多。

這個鍛鍊專門針對腿部訓練，以改善她的肌力和體能。不過這只是整個健身計畫的一部分，完整計畫還包括了上肢力量的訓練，以及動態瑜伽動作和一點點的皮拉提斯。人們總是在談論外在的美學標準，但是對於布萊絲我完全沒有考慮到這一點，因為這不是我們的目標。我把心力放在讓她有能力完成電影中表現，而她的腿部線條變化，就只是肌力和體能訓練下的附加品。在拍攝之前，我對布萊絲進行了大約六個月的持續訓練，使她能夠在特技室和舞臺上完成所有的拍攝要求。

活化和有氧運動

我覺得為《侏羅紀世界》準備模擬動物動作的活化練習是非常適合的安排，布萊絲做了熊爬、側身蟹走，還有一些瑜伽動作，像是眼鏡蛇式和下犬式。她的活化運動是動態的，幫助她的身體行動流暢。而她的有氧運動，會進行划船、跑步和騎自行車，以及進行增強式訓練。

◤ 布萊絲的 5–2 鍛鍊計畫

雙阻力帶鍛鍊

　　我會安排從這個動作開始，因為它比其他動作簡單一些。這意味著布萊絲進行這個練習時我可以一邊和她聊天，這有助於我評估她當天的心情。我喜歡使用阻力帶，因為它們能讓肌肉群產生一種平穩、持續的張力。

訓練方法

1. 將一條阻力帶繞在腳踝上，另一條彈力帶在膝蓋上方。
2. 首先橫向移動，膝蓋略微放鬆或彎曲。向一側走十步，然後再走回來十步。
3. 換一個方向行走。左腿先向前走，然後右腿向前走，雙腳維持分開與肩同寬。
4. 彎腰成蹲姿，膝蓋略微放鬆或彎曲。一隻腳向側邊伸出大概 25 公分左右，然後再回到開始位置。一邊做十次，然後另一邊做十次。

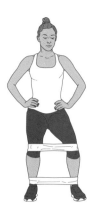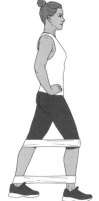

半圓平衡球負重深蹲

如果布萊斯要在穿著高跟鞋的情況下逃離霸王龍,她將需要絕佳的穩定度,而她從這個練習中得到了這種穩定性。

（訓練方法）

1. 踏上半圓平衡球,堅硬平坦面朝上,雙腳分開與肩同寬,同時握住壺鈴或啞鈴,將其舉到靠近胸口的位置。
2. 做一個常規的深蹲動作,在這個過程中你要下蹲到膝蓋呈九十度角。可啟動所有相關的肌肉群。
3. 回到起始位置,同時保持膝蓋放鬆。

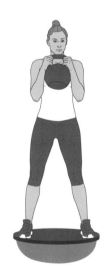
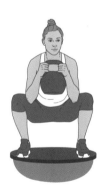

半圓平衡球短跑弓箭步

這項動作利用半圓平衡球的堅硬平坦面朝上來創造不穩定性。有別於傳統的地面動作,這也是一個很好的進階練習。

訓練方法

1. 將半圓平衡球的堅硬平坦面朝上,把一隻腳踩在中間,而另一隻腳平行擺在身後。手指放在平坦面的兩側,就像你即將短跑衝刺的姿勢一樣。
2. 後腿收回並起身到站立,將膝蓋抬高到空中,呈現單腿站立。
3. 回到一條腿在身後的起始位置,手掌再次接觸到平衡球的兩邊。

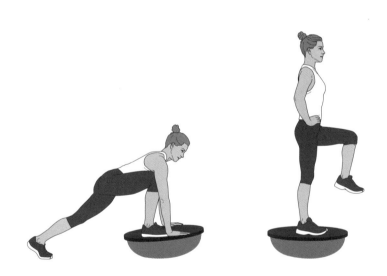

半圓平衡球跨步

這個動作是將半圓平衡球的半圓面朝上，對於橫向運動和創造彈震式動作（ballistic movement）來說非常有幫助。此訓練也有助於提高心跳速率，帶來心血管方面的效果。藉由身體從一側移動到另一側，創造出多樣化的動作，是很棒的訓練。

訓練方法

1. 半圓平衡球柔軟的那一面朝上。站在它的旁邊，把一隻腳放在中間。
2. 快速跳到另一側，換另一隻腳踩在半圓面上。當你的腳落到另一側時，做一個輕微的下蹲。
3. 再跳回另一側並下蹲。
4. 有節奏地做這個動作，雙手緊握在身前，胸部抬高。

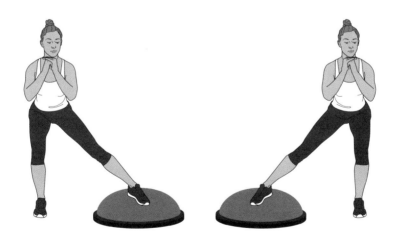

波比跳

這項訓練從我當兵時就一直伴隨著我。我記得它有時可以多麼的殘酷，但它也非常充滿活力。迅速從地上起身並站起來，對電影拍攝非常有幫助，因為你經常被要求這樣做。在動作結束時，我要求布萊絲在頭頂上拍手，並大聲喊出一些有趣的語詞。加上拍手和喊叫是為了替這一個環節注入一點幽默感，這也使我更容易數出重複次數。

訓練方法

1. 雙腳站立，與肩同寬，然後深蹲，直到你的手掌接觸地面。
2. 你的雙腿同時用力向後踢。
3. 再迅速將雙腿回跳，膝蓋對著胸口，然後在向上跳之前站起來。
4. 在你的頭頂上拍手。
5. 回到深蹲的位置。

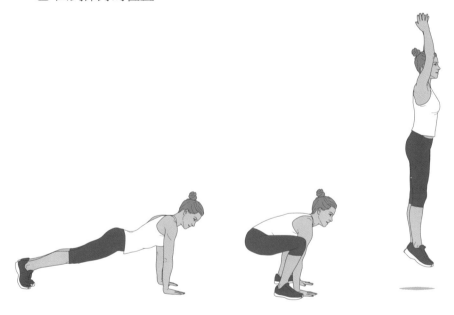

布萊絲的鍛鍊計畫 BRYCE'S WORKOUT

雙阻力帶鍛鍊×25次

有氧運動

雙阻力帶鍛鍊×20次
半圓平衡球負重深蹲×20次

有氧運動

雙阻力帶鍛鍊×15次
半圓平衡球負重深蹲×15次
半圓平衡球短跑弓箭步，兩條腿各×15次

有氧運動

雙阻力帶鍛鍊×10次
半圓平衡球負重深蹲×10次
半圓平衡球短跑弓箭步，兩條腿各×10次
半圓平衡球越步×10次

有氧運動

雙阻力帶鍛鍊×8次
半圓平衡球負重深蹲×8次
半圓平衡球短跑弓箭步，兩條腿各×8次
半圓平衡球跨步×8次
波比跳×8次

有氧運動

第二部分

恢復

Recovery

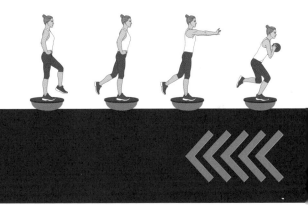

第十章

恢復與鍛鍊同樣重要

掃描影片，觀看
西門教練的解說

許多人幾乎把所有的重點都放在鍛鍊上，但在健身方面，恢復也同等重要。如果你沒有好好恢復，就不會有進步。確保你的恢復計畫與你的訓練計畫一樣足夠，才能有效恢復。

克里斯・普瑞特是一位完全理解這一點的演員。當我為《星際異攻隊》和《侏羅紀世界》電影做準備時，我看到他在鍛鍊和恢復方面是配合得多麼完美。很明顯地，他會聽從自己的身體，並且理解身體無法一直受逼迫，特別是在你長時間工作又從事短暫、激烈、密集的鍛鍊情況下。他能夠認知到這一點，並且熱衷實行一個完整的恢復計畫，好再次工作和訓練，讓我留下了深刻的印象。

對於可能沒有體育背景的其他客戶，我必須更努力地教育他們恢復計畫的價值。舉例來說，當我為《星際大戰》訓練約翰・波耶加時，我們真的在這方面費了很多心力，我認為他從這些電影中獲得了非常實際的知識，即運動員在運動世界中一直面臨的問題，以及最終重要的不是你鍛鍊了多久或你鍛鍊得多努力，而是你恢復得如何。

你恢復得越快、越有效，你第二天的感覺就越好。鍛鍊是產生毒素和酸的催化劑，當你在正確的區域進行有效鍛鍊時，你的身體可以適應並可以將毒素排出。但是，一旦你開始負荷過重，工作超出你的能力

時，就會產生更多的毒素，而身體將需要非常努力去擺脫它們，不然它們會停留在肌肉組織中，導致酸痛。身體產生毒素和酸是正常的，但重要的是能夠處理它們。如果你能在排除這些化學物質方面變得更有知識和效率，加上使用各種恢復方法，你就能準備好再次出發。恢復是擁有一個可持續健身計畫的關鍵。

我會確保丹尼爾‧克雷格在《007：生死交戰》的鍛鍊計畫中，維持每週一天的「完全恢復日」。當他在蘇格蘭為這部電影拍攝動作場景時，他必須在不平坦的地面上大量奔跑，這使得正確的恢復平衡變得更加重要。

本書接下來，我將分享關於恢復的最佳方式，這些都是我的經驗，包括嘗試加快身體的自然恢復過程，以及為什麼在像孩子一樣訓練的同時，你應該像祖父母一樣的恢復。這裡還有一整篇關於睡眠的內容，因為我相信它是最重要的恢復工具，如果你睡得好，你可能也會恢復得好。我相信恢復訓練和治療對於你的頭腦和身體都有好處，因為你在幫助身體復原的同時，也擺脫了所有的精神疲勞。

在恢復中重建

你不會跳過一次鍛鍊，所以也不要跳過一次恢復。儘管你現在可能感覺很好，你仍然需要適當的恢復，這是你訓練計畫中不可或缺的一部分。理想情況下，你不應該刻意覺得需要做一些事情來恢復，它應該是自然地存在於計畫中。

在為演員準備電影拍攝時，恢復總是一種預防性手段，而我覺得你應該採取同樣的手段。等待酸痛是沒有意義的，你應該先設法阻止酸痛

的發生。預防是關鍵，無論你自己覺得是否需要，如果進行一些治療或利用一些時間來伸展或冥想可以有效預防，那麼你就應該採取這種作法。恢復這件事並不能只看短期，而是為了維持長期目標，以對抗和減少最好永遠都不要發生的受傷風險，並降低疲勞感。

恢復是結束一週的最佳方式，確保你處於最佳狀態並為未來七天做好準備。但不一定非要在週日進行，你可以靈活安排時間。如果你在計畫做恢復訓練的那一天感到活力十足和精力充沛，你可以用一個完整的鍛鍊來取代。

同樣地，如果你沒有為鍛鍊做好百分之百的準備，也許當天的生理狀況不太理想，或者你有一點精神疲勞，那麼就要有勇氣和信念（不感到任何愧疚）將這個時間轉為恢復時段。這些都與我所提倡的「智能健身」有關。一切應該都很有彈性，如果你在某個特定時間沒有心力，你就不應該被你的計畫所限制。轉換你的恢復時段是非常容易的一件事，只要你最後有完成就行了。充分利用一天中的優勢和你的感覺才是關鍵。

活動中的恢復

恢復不代表什麼都不做，你應該把恢復看作是一種鍛鍊。「活動中的恢復」是指做一些有益的、多樣化的事情來補足你的鍛鍊。這可能是動態瑜伽或游泳，與家人一起騎自行車，或是打網球和高爾夫。做一些讓你脫離你的常規範圍和心態的事情，給你一些逃離常態的機會。活動中的恢復最好是安排在戶外，好提供新鮮的空氣和大自然的環境刺激。

你可能想知道為什麼我不建議在房子周圍久坐不動的過一天，原因

是我認為無論是在身體還是心理上，完全關閉一切都不是必要的。活動中的恢復有助於保持身體和心靈暢通，而且你也會稍微提高心跳速率，這能使你保持活力。允許自己在週日下午有一個如運動員般的小睡（下一章有更多關於小睡的內容），但重點是出去做一些活動中來恢復。這也是一種替自己安排有趣時光的方式。

對於我們這些陸地上的生物來說，在水中有時會感覺置身在一個陌生的環境，這就是為什麼它如此適合作為恢復訓練的原因之一。從心理的角度來看，我覺得水是非常了不起，它帶給身體一個多樣化的環境。當你在游泳池裡時，水會抵消身體的重量。例如，如果水深到你的腰部，水就承受了你百分之五十的體重；水深到胸部，大約是百分之七十五，當水深到了肩部時，上升到百分之八十至九十。這是我們許多人最接近於失重的感覺。當你在水中時，你可以用你的大腳趾跳起來，這是你在街上永遠做不到的。水可以為你的身體減壓，給你帶來巨大的幸福感。

當你在泳池中移動時，你會體驗到在水中的阻力，但不會使肌肉超載負荷，這使你有能力移動酸痛的肌肉和關節，也讓游泳池成為復健的好地方，因為它對受傷的肌肉和關節來說是一個安全的環境。同樣地，你可以享受到水壓的益處，這有助於減少任何腫脹，並提供小程度的疼痛緩解，本質上是在為身體減壓。就我的觀點來看，游泳池是最有用的恢復空間。利用水作為阻力，你可以在低衝擊力的情況下做高強度的操練，因此你可以提高心跳速率卻不會有傷害到自己的風險。在游泳池中度過的時間可以使身體更快恢復，同時也是一種很好的復健，這也是丹尼爾‧克雷格受傷時我對他使用的辦法。

恢復有助於加快進程

　　有很多認為必須等待一段時間才能恢復的老派規則，起初是來自於睡眠和營養方面的觀點。但我想用各種方法幫助你加快這個過程，這樣你就能以更多的精力去感受新鮮事物，使下一次的訓練效率達到最大化。你不應該覺得自己需要休息一週甚至更長的時間才能恢復，當你有取得正確的平衡時，你的鍛鍊應該是提供能量而不是消耗能量。我認為恢復的優先順序是迅速減少任何腫脹和酸痛或乳酸（可導致延遲發生的肌肉酸痛），以及緩解疼痛和緊張。

　　我不相信「沒有痛苦就沒有收穫」，也不相信用痛苦作為衡量你是否有進步的指標，這只會阻礙你的進步。關鍵在於建立正確的結構，以實現最佳的自然恢復。恢復方式往往取決於個人的偏好，以及做什麼讓你感覺良好，可以帶來「有恢復到的感覺」。有些療法或輔助工具只是安慰劑，但是它們仍然會給你帶來益處。就像本書中的其他內容一樣，你必須自己去發現什麼對你有用，但是這裡有一些我對客戶使用過的治療方法。我喜歡把恢復過程分成三個不同的組別：

- 外部療法和處方療法
- 技術性恢復輔助工具（Technological recovery aids）
- 冷水療法（Cold-water therapy）

外部療法

從恢復的角度來看，按摩師（masseur）、整骨師（osteopath）或整脊師（chiropractor）提供的徒手治療不僅對你有益，而且還能提供預防效果。大多數治療師會進行診斷，識別出未發生的問題、傷害或不平衡。他們會感覺到、看到並辨識出你自己沒有意識到的問題。雖然按摩師專注於軟組織，包括減少腫脹和清除毒素，但他們也可以幫助放鬆和重置心靈，以及作出診斷性預防（識別和處理在未來有可能變成問題的東西）。整骨師主要圍繞著脊柱工作，但是也會幫助解決與正確關節功能有關的活動性和症狀，以及處理軟組織的問題。整脊師的工作重點在於關節矯正和放鬆。

你以前健身時可能沒有考慮接受這些專業人士的服務，或是覺得這是一種稍嫌奢侈的享受，不過事實上，透過這些輔助，可以避免讓身體的小問題變成大麻煩。這些客觀的意見和人際互動，對恢復而言，可能反而是最有幫助的，足以解決和矯正任何潛在的問題。

對於大多數演員來說，接受專業治療是讓恢復力更好的一大關鍵，尤其是在拍攝動作電影的時候。動作演員的拍攝工作量非常大，尤其是還需要攜帶武器和設備的動作電影時，例如與莎莉・賽隆（Charlize Theron）合作拍攝《不死軍團》和與娜塔莉・波曼合作拍攝《滅絕》，徒手治療對他們的恢復絕對至關重要。

如果你不願意花錢做外部治療，我可以推薦的另一個很好的方法，那就是進行一次完整的動態伸展，主要是做下面的十項動作，每個動作重複十次。動態伸展可以促進血液流向你的目標肌肉群，延展纖維並幫助清除毒素，這可以緩解酸痛並幫助你恢復。根據你有多少時間，你可

以做完整的動態伸展一次或兩次。這是我最喜歡在週末做的鍛鍊之一（請參考第47頁「活化和去活化」章節中對於動態伸展運動的解釋）。

1. 熊爬到鴿式
2. 深蹲與腿外側伸展
3. 後跨步與髖部屈肌伸展
4. 登山式變化款
5. 腰部旋轉仰臥起坐
6. 跪姿嬰兒式
7. 後跨步屈膝抬腿
8. 蜘蛛側爬
9. 雙腳踩踏到站姿
10. 平板式到眼鏡蛇式

透過工具輔助

從非接觸式振動工具到電流刺激，我對演員們使用了各種不同的方式來恢復，而我也鼓勵你嘗試其中一些。有些設備價格不菲，但是你可以考慮短期租借，不見得要購買它們。

振動工具

我經常使用這些快速有效的工具，來協助演員們達到恢復效果。有的工作形狀像槍或鑽頭，兩端有振動的滾筒和球。它們可以放鬆肌肉、

增加血液流動，可應用於身體的不同部位。

振動工具有助於排除體內的乳酸和任何其他毒素。儘管它們可能價格較為昂貴，但它們是一種非侵入性且有效的方法，可以加快恢復過程並防止受傷。我經常在片場使用這些工具，因為它們可以在演員還穿著戲服時進行操作，這意味著它不會造成拍攝延誤，而且你可以直接施用於你想要治療的區域。它們也很容易放在包包裡隨身攜帶，此外，還可以在鍛鍊之前或之後甚至在鍛鍊期間使用（參見第 162 頁哈里遜．福特的印第安納瓊斯的鍛鍊）。

電流刺激設備

這類型的輔助設備，包括 Compex TENS 機器，為目標肌肉提供電流刺激。它們通常用於復健的早期階段，可以吸引血流並幫助防止肌肉流失（當肌肉組織沒有被使用而開始變弱），但是又不需要使用阻力。它們使肌肉得以恢復，同時使關節得到刺激。它們還可以作為一種幫浦機制來處理任何過度的腫脹，通常與冰敷和壓迫法結合使用，以加速恢復。

當然，這些設備中有一些並不便宜，而我明白不是每個人都想投資一台 TENS 機或類似的機器，不過它們真的非常有效，值得你去瞭解。這些機器有很多是可以租用的，如果你不需要經常使用，那麼用租的可能更合適。

值得研究的是 NormaTec 加壓按摩產品，它是一種利用氣壓運作的按摩工具。就像穿上充氣褲一樣，因為它使用分隔的氣壓室，使其成為鍛鍊後有效的恢復輔助設備。

這種壓力有助於緩解肌肉酸痛，還能增加受影響區域的血液循環。

NormaTec 是可攜帶式的，讓你可以躺在床上或坐在椅子上，隨時都可以開始進行恢復。它還搭配一個非常簡單的電子系統，讓你去控制壓力和時間，甚至可以在穿戴它的時候睡覺。如果你想在恢復期間同時進行多件事，例如閱讀劇本或書籍，那麼這是一個很好的器具。當我有好幾個演員需要同時恢復，而我只有一雙手的時候，我經常使用這個工具輔助。

冷水療法

冷水被認為具有很好的治療作用。在愛爾蘭的一次拍攝中，我記得去一個叫做四十英呎（Forty Foot）的地方，在那裡人們一年四季都在海裡游泳，而且他們還會潛入冰冷的海水中。我與游泳的人們聊天，他們對於每天在冷水中游泳所帶來的好處讚不絕口。他們說，這讓他們更加清晰、專注和精力充沛。對於一些人來說，它甚至提供了疼痛緩解。當你把自己浸泡在冷水中時，一開始會感到巨大衝擊，事實上，這太可怕了。但是如果你能堅持下去，你很快就會上癮。我認為那些人幾乎是沉迷於其中，因為他們每天都這樣做，感覺沒有這樣就活不下去。不過這是一種健康的上癮，因為它會透過刺激更多白血球的產生來增強你的免疫系統，同時還能減少你體內的毒素，因為心臟會打出更多的血液，這有助於將毒素沖走。

你也可以進入裝滿冷水和冰塊的浴缸，讓自己浸泡在冷水中。此療法的另一種極端法是冷凍治療室（cryotherapy chambers）。在極端溫度下站立幾分鐘，溫度可能為攝氏零下一百度甚至更低，這樣有助於活化身體的恢復系統。我在演員身上經常使用這種療法，包括丹尼爾在為龐

德電影做準備的期間。

　　針對更局部性的冷療法，我喜歡一種叫做 Game Ready 的系統工具，這是一種電腦化的冷凍治療機，它可以讓你在身體局部施加壓力和冰敷來幫助恢復。我和演員們都試過，甚至可以在睡覺時使用它。如果你沒有這種設備，利用傳統的冰袋或一袋冷凍豌豆，也能達到類似的效果，減少訓練後的腫脹和緩解疼痛。

冷水池

　　丹尼爾經常會在冷熱水池中進進出出，在熱水中泡三分鐘，然後在冷水中泡三分鐘。這個方式非常適合增強你的免疫系統，幫助你的恢復和健康。當你進入冷水池時，靠近皮膚的血管會收縮；而當你在熱水池中時，血管會張開，讓更多的血液流經它們，幫助排出毒素。如果你沒有機會使用冷水池，你可以創造自己版本的冷熱療法，先進入溫水浴，然後將冰塊放在你身體疼痛或受傷的部位十至十五分鐘（不要將冰塊直接放在皮膚上，而是用布巾包裹）。然後再次將患處浸入溫水中，這樣做兩到三回合。

第十一章

成為一個高效睡眠者

睡眠可以說是健身計畫成效的指標。當你的訓練、營養和恢復等其他要素達到平衡時,成效就會反映在你的睡眠品質上。我發現如果這些元素中的其中之一過於極端或有偏差,睡眠模式就會受到不利的影響。如果你的訓練過於激烈或營養過於嚴格,這肯定會對你的睡眠產生影響。

我總是關心我的客戶他們的睡眠狀態。在拍攝前或在拍攝過程中,這往往是我早上和他們見面時談論的第一件事。睡眠是你所擁有的最強大恢復工具,我認為我們很多人都低估了良好睡眠的重要性,但它可能是恢復過程中的最大因素,因為如果你沒有優質的睡眠,你永遠不會得到任何收穫。你的身體在睡眠時會自我修復,因為它在釋放 HGH(人類生長激素),這對修復和恢復活力至關重要,並有助於你在第二天的表現。

如果你度過了一個糟糕的斷斷續續睡眠之夜,你很可能會感到精力不足,這可能會導致更高的受傷風險,因為你的注意力不會處於最佳狀態。當你疲憊和缺乏能量時,你更有可能開始渴望非必要的能量供應者,像是糖,而這樣將干擾你的營養計畫。

當然,睡眠也可能產生相反的作用,如果睡太多,你的身體和頭腦

就像進入了冬眠狀態，起床時就更難讓自己振作且有動力，所以需要找到你自己的個人平衡，以及怎麼做才能適合你和你的能量標準。當你從不被打斷的睡眠中自然醒來，並且至少有四個小時的快速眼動期（REM），你進入身體所需的深層修復狀態，這就是一個明確的訊號，表示你正走在成為高效睡眠者的道路上。你的身體將在睡眠週期內完成其修復、重啟和再生的職責。

追蹤你的睡眠情況

當然，睡眠是生命中非常自然的一部分，但是我們之中的一些人在這方面比其他人要好得多，如果你本身不是一個糟糕的睡眠者，那麼你肯定認識一個這樣的人。 如果你能在任何地方睡覺，你就是少數幸運兒之一，不過只有一小部分人擁有這種能力，我們大多數人都需要擁有一個合適的環境才能享受高品質的睡眠。你需要創造那個環境，透過一些刻意的努力，也許需要一些實驗來檢視什麼對你有用。我的睡前習慣包括在睡覺前洗個澡，因為我覺得這很放鬆，也許你需要做一些你以前沒有考慮過但是可能會帶給你最好睡眠的事情。

如果你不確定什麼是最適合你的環境，可以試著寫下睡眠日記，持續記錄一段時間，直到你發現哪些環境可以帶來最好的效果，你可能會為自己創建一份像下頁那樣的睡眠表格。記錄那些你醒來後覺得，「哇！我睡得很好，感覺很好」的日子裡，你有做了什麼。記錄你睡了多少個小時，你上床的大概時間和你醒來的時間，以及當時的環境條件。我們都有一個自然的生物節律，我們的身體希望在特定的時刻關閉一段時間。像房間裡的溫度，這樣簡單的事情也有可能決定了我們是否擁有高品質的睡眠關鍵。

觀察記綠	星期一	星期二	星期三	星期四	星期五	星期六	星期日
我是什麼時候上床的？							
我什麼時候睡著的？							
我什麼時候醒來的？							
我在夜裡有醒來嗎？							
睡覺前的一個小時我做了什麼？							
我的睡眠環境有什麼不同嗎？							
我那天吃了什麼？							
我早上的感覺如何？							

　　高效睡眠可以透過你的環境創造出來。你的房間需要留盞燈嗎？還是必須使用遮光窗簾擋住路燈，讓房間呈現完全黑暗呢？你喜歡完全的安靜，還是喜歡輕柔的音樂，或是習慣有環境的自然聲音，如車輛的低沉隆隆聲？房間裡還有什麼事情發生呢？你是否喜歡開著窗戶睡覺，以便感受新鮮的空氣？哪些感官元素能讓你獲得最佳睡眠呢？一旦你解決了這個問題，試著在上床之前將這些環境因素設置完成。

相反地，如果你晚上睡得不好，請記下環境是否出現任何不同，因為這可以幫助你找出良好的睡眠模式。可能是一種影響你睡眠的特定食物，或者喝了太多液體，或者是像舒適度問題，很多人睡在不適合他們體型的床墊上，沒有適合他們脖子、肩膀和背部的枕頭。這些都是非常常見的問題，解決起來非常容易。

理想上，睡前至少一小時不要接觸電子產品，避免亮光刺激大腦，手機最好處於靜音模式，但我是一個現實主義者，我明白這些並不可能輕易做到。我瞭解你可能需要或喜歡在睡覺前使用電腦，或者你可能會用手機與家人朋友聯繫。但是，如果你認真想成為一位高效睡眠者，你會找到一種方法來儘量減少自己睡前接觸電子螢幕的機會。

咖啡、茶，以及含糖量高等刺激性飲料，很可能會妨礙你的睡眠。我知道每個人都有不同的生活方式和觀念，而且生理體質也不同，可以試著找出什麼東西會對你的睡眠造成影響。現在很流行使用科技來測試睡眠模式，我們一般會使用科技來監測我們的鍛鍊，所以如果睡眠是你鍛鍊成效的一部分，為什麼不也監測一下呢？

調整你的營養

如果你的睡眠模式受到影響，就是某些東西失去平衡的訊號。當你感到飢腸轆轆或腹脹，你會發現很難放鬆和進入優質睡眠的狀態。當人們在執行較嚴格的營養計畫時，常常會覺得睡眠似乎要愈多愈好，因為他們認為這樣做可以幫助自己擺脫渴望，所以他們更早睡覺。但是這種方法通常沒有作用，因為這種方式並不會產生高品質的睡眠，事實上還恰恰相反。

如果我的客戶告訴我他們睡不好，我會嘗試調整他們的計畫，以確保他們獲得足夠的睡眠和像樣的品質。這可能是一些簡單的調整，如略微降低鍛鍊強度和減少或增加熱量，為他們創造一個更好的平衡。為了避免因為飢餓而在半夜醒來，你可以嘗試在睡覺前吃點東西。當然，在這個時候吃對東西很重要，例如，我不會太晚吃肉，因為有可能會造成胃食道逆流。反之，我會建議吃一些感覺有一些效果或更容易消化的點心，像湯或肉湯這樣的東西，除了可帶來一點水分，也包含了不同的食物種類。湯裡也可以加入抗發炎成分（如薑黃）以及礦物質（如鎂或鋅），幫助你處於更放鬆的狀態。這些深夜點心可能需要進行反覆的試驗，好確定哪種對你最有益。微調你的飲食，發現哪些食物在那個特定的時間點最能滿足你的需要。

你甚至可以在睡前嘗試像是洋甘菊製成的「舒眠」茶，儘管我認為其效果可能更多是心理上，而非生理上的。睡前泡茶的過程，或是泡茶的氣味，似乎是對身體發出訊號，透過放鬆和放慢速度的過程，來為睡眠做好準備。身體喜歡模式和序列，因此它將會成為你要準備上床睡覺的提醒。

睡眠時間

每個人的生理時鐘都是不同的，所以要確保你是聽從你的生理時鐘睡覺。你的身體什麼時候開始放慢和關閉並準備入睡？確保你是順應身體的自然生物節律，如果你感到昏昏欲睡，不要試圖對抗它，早點上床睡覺吧！同樣地，如果你在午夜前不可能達到深層睡眠，那麼試圖在晚上九點入睡也沒有意義，你還不如晚點睡覺。

永遠注意你的身體在告訴你什麼，並找出你應該何時上床睡覺以獲得最佳的睡眠。身體喜歡一致性，最終它將在每天的同一時間創造出一個自然的模式和行為。如果你能養成在特定時間睡覺的規律，這將有助於你獲得高品質的睡眠。

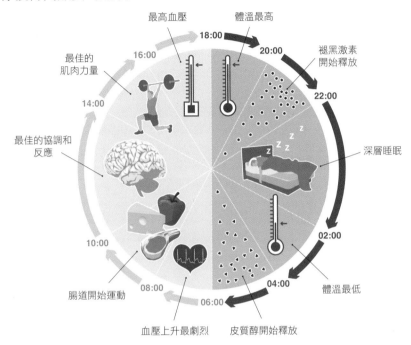

最高血壓　　體溫最高
18:00
16:00　20:00
最佳的　　　　　褪黑激素
肌肉力量　　　　開始釋放
22:00
14:00
最佳的協調和　　　　　　　深層睡眠
反應
02:00
10:00　　　　　　　　　　體溫最低
腸道開始運動　　08:00
06:00　04:00
血壓上升最劇烈　皮質醇開始釋放

　　在製片過程中，眾所周知，演員必須要起得很早，通常在凌晨四點三十分就會被接走，以便在早上六點前能抵達片場，這是很司空見慣的事。抵達片場後，還有時間讓自己清醒、鍛鍊和吃早餐，接著處理妝髮和服裝，然後在早上九點左右開始工作。當你的一天這麼早開始，你就必須調整自己平常的就寢時間，以確保你能獲得足夠的睡眠。不要認為自己在比一般人更少睡眠的條件下依舊可以成功處理日常事項，睡眠不足將對你的表現、注意力和整體健康產生不利的影響，所有人在沒有足夠的睡眠時情緒都會變差。

神奇的數字

　　每個人的睡眠需求是不同的。許多人每晚需要八小時的睡眠，而有些人需要六小時，少數人只要四小時就夠了。重要的是你的睡眠品質和你早上起床時的感覺。

　　有時我們睡了很長的時間，但可能都只是淺層睡眠，並沒有進入深層睡眠的模式，即身體隨著心跳速率和新陳代謝的降低而放慢的時期，這期間可以讓大腦轉而整理和儲存前一天的資訊，這就是你獲得高品質睡眠時會發生的事情。我總是對我的客戶說，有四小時的深層睡眠會比八小時的淺層睡眠要好得多。你需要一段時間才能進入那種深層的修復狀態，讓一切都為了第二天的重新開機做準備。然而，舉例來說，如果你有酗酒的問題，你就無法得到你所需要的深層睡眠，因為酒精本質上是一種鎮靜劑，會導致晚上睡覺時很多的快速動眼期受到抑制。

　　你可以根據醒來時的感覺，判斷自己是否有足夠的深層睡眠。如果你只有淺層睡眠，那麼你仍然會感到疲倦，但是如果你有足夠的深層睡眠，你就會感到恢復活力，且為之後的一天做好準備。

　　過多的睡眠也不好，這會對你第二天早上的感覺產生不利的影響，因為它會擾亂你的生理時鐘。如果你跟平常一樣，在差不多的時間醒來，然後決定睡回籠覺，這就像啟動引擎後將其快速關閉一樣。最好是有最佳的睡眠品質，然後直接起床，而不是一直賴在床上。

訓練和睡眠

如果你的鍛鍊課程一直持續到傍晚，你的心跳速率和新陳代謝會提高，然後你的身體需要足夠的時間來穩定自己，才能開始放鬆並進入正確的睡眠狀態。一般原則下，儘量確保你的鍛鍊至少在你睡覺前兩個小時結束。我已經改變了我客戶們的鍛鍊時間，把它們移到一天中較早的時候，以幫助改善他們的睡眠。我還喜歡在鍛鍊後吃流質食物，因為它們更容易消化，這應該也有助於改善夜間睡眠。

我經常鼓勵我的客戶藉此機會進行我所提倡的「運動員的小睡」，這可以讓他們迅速重新啟動和充電。當他們在電影拍攝現場得到短暫的空檔就可以進行，也許是要更換舞臺或燈光，也許是出現技術問題，這些都是寶貴的休息時間，此時演員可以把腳抬起來稍微小睡片刻。

進行「運動員的小睡」是一門藝術，而不是一門科學，你必須找出適合你的方法。然而，我不建議小睡時間超過二十分鐘，因為你不會希望影響你的精力和破壞你的夜間睡眠。如果你小睡的時間太長，你的身體會認為它即將進入深層睡眠，然後在醒來後需要過長的時間才能再次啟動它。如果你小睡個二十分鐘，幾乎就是一種冥想的形式，透過冥想讓你的身心得到些許休息，重新設置和啟動。然後你就可以帶著更多的能量，甚至更好的注意力和專注力，繼續進行一天的工作。

很多人都會擔心自己睡不好，偏偏這樣想又會讓事情更糟糕。要對自己有信心，明白我們都有能力獲得一夜好眠，有很多要素都可以幫助睡眠，而這些要素又是可以掌握在自己手裡。你必須找到一套自己的完美睡眠模式，這就是我之前所說的寫睡眠日記的作用。或者有時候只需要運用一些簡單小技巧，像是入住飯店或去朋友家住上幾晚，透過改變環境來打破睡眠不佳的模式，也還滿有效的。

第十二章

處理受傷與挫折

在本書前言中，丹尼爾‧克雷格寫道，當他飾演的龐德在片場經歷受傷或無可避免的挫折時，我都會幫助「修復」他。但是，修復某人身體上的傷只是恢復的一部分，心理健康也不能忽視，必須要有結構性的計畫和明確的恢復路徑。身體受傷時，心情就容易覺得低落，而痊癒的過程也容易讓人感到沮喪。我最近在寫這本書的時候也深深體會到了這一點，因為我的腳踝骨折了。

處理受傷後的心理和情緒問題，往往比處理身體和進行復健更難，事實上，當這些情況發生時，我也必須扮演一個很重要的角色。就像處於巔峰狀態的運動員在不斷將身體推向極限的時候會受傷一樣，丹尼爾在演出動作場景時也會傷害到身體的各個部位，包括在拍攝《007：生死交戰》時傷到了他的腳踝。無論你是誰，當你經歷身體受傷時，你都會感到脆弱。不過我發現所有的挫折都有解決辦法，我工作的一部分，是以最有效的方式處理我客戶的問題，使其完全恢復健康，而不走捷徑。

受傷是不可避免的

受傷是常有的事。如果你在拍攝動作電影，它們幾乎無法避免，我不得不接受這一點。當然，避免受傷是我與演員一起工作時的首要目標。為了預防，我會檢查龐德電影的特技鏡頭，確認劇中要求丹尼爾要做些什麼。舉例來說，當我認為這一幕會很艱難，他的膝蓋和手肘會受到衝擊時，我會嘗試用運動貼布來保護和支撐那些部位，並在服裝下使用護墊進行保護。但是，當演員在拍攝追逐鏡頭或其他動作特技鏡頭時，我提供的所有安全和預防措施都必須有合理性，否則電影看起來就不真實了。

大場面的特技鏡頭會排練很多次，但每當真正開始拍攝時，感覺總是不同。丹尼爾會穿著寬鬆的運動服裝和運動鞋排練一場戲，可是正式拍攝時他必須穿上量身訂做的西裝，可能還會穿上皮鞋。他可能還要在不平整的地面上奔跑，攜帶武器，周圍不停出現爆炸聲。在片場有四百名工作人員和三台攝影機對準他時，他會產生與在排練環境下不同的感覺和心態。他的腎上腺素濃度更高，動力和速度都會提升，在進行幾次拍攝後，也將面臨乳酸和疲勞的問題。

我仍然可以清楚地記得丹尼爾在拍攝過程中受傷的那些時刻。在拍攝《007：量子危機》時，他在墜落的飛機上做特技時傷了肩膀，還在拍攝期間撕裂了兩條小腿的肌肉。拍攝《007：惡魔四伏》的一場打鬥戲時，在松林製片廠搭建的一列火車內，他的膝蓋前十字韌帶受傷，我必須協助他完成剩下的拍攝內容，當然還有遇到一些零星的小挫折。身體是一個複雜而有趣的東西，有時候，讓你絆倒和阻礙你的並不是大事，有可能是一些小小的、與運動不那麼有關的事件，比如在街上滑倒

或不小心踩空一個臺階。

　　雖然一般人不大會去做電影裡的危險動作，但是你有可能會在某個瞬間遇到一個意外狀況，如果能提前做好準備，當事情真正發生時就能加以應對，降低衝擊。

繼續訓練身體沒有受傷的部位

　　丹尼爾在拍攝《007：生死交戰》時弄傷了腳踝，在受傷後的幾週內，我鼓勵他回到健身房，透過訓練上半身的方式，應變傷勢。手術後，我試著快速找到一條能夠讓他繼續進行鍛鍊且保持投入的路徑，當然還要兼顧傷勢的恢復。

　　許多人在傷病恢復期間會選擇久坐不動，然而在我看來，只要情況允許，你應該繼續訓練身體的其他部位，讓身體和大腦持續運作，就能帶來益處，尤其鍛鍊會促進體內重要的化學物質和荷爾蒙釋放，進而幫助身體自我修復。

　　如果你能讓身體保持活動和處於最自然的狀態，包括維持新陳代謝等，它將透過增加血液循環來加速治癒的過程。不運動會讓肌肉停止運轉，這可能導致組織萎縮。受傷只是暫時的挫折，而不是全身的停工。保持你的身體繼續鍛鍊可以防止你的體能滑落；保持你的身體滴答作響地運作，並且做它一般日常裡會做的所有事情。

　　每當有演員受傷，我都會和他們一起坐下來，制定一個繞過他們受限部位的方案，使身體進入一個快樂的治癒狀態。這可能需要包括確保營養是正確的，例如轉向更多的抗發炎計畫（見第三部分營養篇，瞭解更多關於抗發炎藥物的內容）。我一直在研究該如何讓他們能夠以最好

的方式恢復，並且恢復到百分之百的能力。透過繼續訓練身體的其他部位，也在轉移自己對傷病的注意力，暫時專注於其他事物上面。所以當時丹尼爾和我決定，我們將盡可能繞過腳踝的傷勢保持訓練，以便一旦痊癒，身體就能處於良好的狀態，並準備好繼續進行其餘的拍攝工作。

傾聽你的情緒

大部分受傷時，我們會關注腫脹或瘀傷等身體症狀，但是你還需要留意一些看不見的次要因素，像是受傷對你的心理健康產生了怎樣的影響。當你對復健和治療意興闌珊時，就是一個不大好的跡象。受傷往往讓人沮喪，但身體需要時間自然復原，這會讓原本生活中簡單的事情變得更加困難。

對於那些過往生活總是活躍的人來說，一旦受傷就更具挑戰性了，因為他們再也不能像從前那樣從事所有習慣的事情。在這種情況下，請藉此機會瞭解自己。你需要能夠區分是因為沒有睡好而感到沮喪，還是因為情緒低落而無法振作。當你受傷時，你應該像關注身體一樣關注內心。

如果你有長期的傷病，我相信你總是能克服並在身體和心理上都變得更強大。處理傷病也是一種心理調節，因為你在恢復過程中會向自己證明自身的能力。雖然你在心理上會自然而然地變得更強大，但是你可以透過重新設定目標來加強這一個過程，為自己設定新的挑戰，以便在痊癒後執行。同時提醒自己，重要的不是你進入某件事情的方式，而是你從這件事中走出來的方式。

你的健康狀況有起有落，就像生活中的任何事情一樣。你必須享受

積極的時刻，並透過尋找觸發因素，找出擺脫消極的辦法，從而學習如何處理它們。我認為也許我們在低谷時會比我們在高峰時學到更多東西。你不必說服自己，但有時你確實必須幫自己加油打氣。

每個人都會遇到受傷或挫折的艱難日子，不要害怕表達你的感受，也不要害怕說你不適合做某件事。有時候我們只是需要知道情緒低落是沒關係的，人不可能一直保持樂觀。不要對抗你的情緒，無論我們喜歡與否，它們都在那裡，重要的是我們如何面對和處理它們。當你因為無法進行正常的訓練計畫而感到煩心、困擾時，不妨去參加一些活動，或是藉由音樂和電視節目來分散注意力，又或者去喝杯咖啡、遛狗，任何能夠讓你轉移注意力和走出家門的活動都很好。

開闢一條回歸正常的道路

當你遇到挫折或受傷時，沒有什麼比擁有一個幫助你恢復正常的計畫更重要。如果你沒有計畫，你會發瘋，會因為不知道何時能完全恢復而感到沮喪。你需要設定大目標、小目標和成長目標，當你達到目標時就打勾，這樣會讓你更有動力。

當你有了計畫，你將會有一個概念，知道自己在第一週會如何，第二週又會如何，第三週可以恢復到什麼程度等等。

當你第一次受傷時會感受到很大的挫折，因為你不知道恢復的時間，或你的身體需要多長時間才能自然痊癒。如果你以前沒有經歷過這種情況，你可能會覺得自己好像再也不會好起來，當你沒有任何以前的經驗可以借鏡時，受傷會是很難克服的障礙。

我身邊有一支優秀的團隊，他們提供專業的醫療建議，為我提供工

具和資訊來幫助我的客戶並讓我們走上正確的道路。如果可以的話，與你的專業醫療人員，也許是你的物理治療師或醫生保持聯絡，和他們討論並預估你的身體需要多長時間才能自我痊癒。此外，也問問他們，你什麼時候可以進入下一個環節，因為每個人的治癒時間是不同的。

不要獨自應對

作為一名教練，我主要是一個激勵者，這也適用於他們受傷時刻。我的存在，是要輔助演員們面對所有狀態。當有人因為受傷而感到沮喪時，我的工作是向他們保證，他們一定可以熬過去。我要讓他們知道，只要在復健和健身方面有了漸進式的進步，很快就能走上正確的軌道並且一切順利。我告訴他們：「你在這裡，你在其中，你需要以你自己最好的方式來做這件事。一直想著…如果、但是、可能，這些都沒有意義，你只需專注於我做了、我可以和我將……」。

當你與一個人長期合作時，很容易會變成朋友，尤其是你要對他們的身心健康負責時。經過五部龐德電影之後，丹尼爾和我已經建立了密切的關係，當然，我必須區分我在工作時和不在工作時的狀態。在片場和工作環境中，我需要展現專業，但是在工作之外，丹尼爾就是一個朋友，如同其他朋友一樣，當他們遇到挫折時，你會給予支持。

我建議你找一個可以聊天的人，也許是一位朋友或家人，或者是經歷過類似受傷挫折並完全恢復的人。他們可以讓你感到放心，讓你知道你正在取得進步，而且在隧道的盡頭必定會有光亮。

最近我的腳踝骨折，需要進行手術，許多好友紛紛傳了訊息關心我，而丹尼爾也是其中之一，他也經歷過同樣的困境，所以更能感同深

受我的心情，替我打氣、陪我度過難關。當你經歷過受傷，你也可以與同樣需要幫助的人分享恢復期的注意事項，即使你們受傷的部位不同也無所謂。

耐心等待

　　健身圈裡有一個很大的迷思，就是你必須強迫自己忍受痛苦，但這是一種大男人主義的思維，不理會疼痛而繼續前進是很危險的。我們現在知道，你不一定得忍受痛苦才能有所收穫。當然，疼痛有不同的程度，若你在恢復計畫中進行超負荷訓練，一定會有點痛苦，但是你必須要能夠區辨是進步的痛苦，亦或是可能導致損傷的破壞性痛苦。

　　對於大多數人來說，很難知道何時該開始積極復健，何時該休息並放慢腳步。我喜歡的方式是一天照護日，接著是一天訓練日，然後再回到一天照護日。如果你只是安排一天照護日或訓練日，然後期望自己就能迅速恢復，那根本是不可能的事。你需要取得一個平衡，我認為你可以透過交替兩者來實現。如果你只是進行訓練，你將不會對傷病有任何幫助，而且非但不能解決問題，甚至可能使情況變得更糟。記住，平衡才是關鍵。

　　在訓練日，你應該做具體的練習，以加強關節或重新發展你受傷後失去的肌肉。你要嘗試建立力量、平衡和活動度，並恢復你的模式和練習排序。在照護日，我會與我的物理治療師討論我對訓練日產生的任何反應，看看這是否代表我能繼續前進，我把這個過程稱為測試、休息和進步。在照護日，你可能會進行徒手治療、冰敷、屈曲和伸展，以及一般的休息。

當你每天和一個人相處十或十二個小時，有時甚至更長的時間，你就會感受到他們疲勞的跡象，以及知道他們什麼時候沒有完全投入，你也會發現他們什麼時候沒把握或哪些地方不適應。例如，與丹尼爾合作多年後，我知道他的能力在哪裡，我知道什麼時候可以敦促他，什麼時候不能。這些都是來自於每天花大量時間與某人相處的結果。

作為一名教練，這將成為你工作裡很重要的一部分。最明智的方法是始終保持謹慎，而不是試圖加速復健過程。憑藉多年來積累的經驗，你將學會如何在加速進展和自然進展之間畫出一條細微的界線。如果你逼得太緊，你很可能會使這個過程倒退幾週。有時你必須順其自然，當遇到不良反應時，請倒退並回復到自然進展的狀態。等到該不良反應消退後，再嘗試加速進展。

有時候，受傷是身體在告訴你「你做太多了」的方式（當然有時是因為意外而受傷）。一般情況下，我們是可以避免在訓練中受傷的，但如果你真的不幸受傷了，仍可藉此機會去瞭解身體、思考什麼是對自己有幫助的事。問問自己，你是否可以在鍛鍊和營養方面做些不同的改變，以減少再次發生的機會。或者取消某個感覺不對、給你帶來痛苦或不適合你生物力學（即你的身體如何運動）的特定動作或訓練方法。

營

養

Nutrition

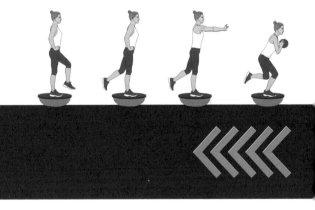

第十三章

為你的身體提供能量

掃描影片，觀看
西門教練的解說

　　正確的營養能為訓練表現加分，提供的能量也有助於心理健康。每一口食物，甚至是鍛鍊後喝下的每一口蛋白飲，都蘊含許多情感與心理因素。營養為一整天的節奏定下基調，你的健康、恢復和睡眠都圍繞著它展開。我們與食物的關係、我們如何看待它、使用它，對我們的整體健康非常重要。不用說，你知道的愈多，你就愈能幫助你的身體補充它所需要的東西。良好的營養其實只是與做出明智決定並避免不良習慣。

　　無論你是演員、運動員，還是正展開健身之旅的人，如果你吃的東西不正確，你將無法實現目標。你可能正在努力訓練，但是如果你攝取的營養很糟糕，你就無法帶來最好的進步，也無法發揮你最大的潛能。

　　在本書的這一部分，我將根據自身二十五年的經驗和觀察，分享我對營養的想法與意見。我也會解釋為什麼我覺得「剝奪」是你的攝食習慣中最糟糕的事情，以及為什麼我輕鬆看待偶爾喝杯葡萄酒或啤酒這件事。我也希望你在實行「運動營養」時，也同時維持著良好的心理健康，並且可以順利的切換飲食模式。期望這一個章節能帶給你一些啟發，改善你的健身營養，並避免出現節食的情況。

運動表現 vs 健康

　　營養會刺激感覺，也可以滿足感覺，平息渴望。一旦你瞭解某些食物可以為你做什麼，你就會與營養產生完全不同的關係。

　　你對食物的看法取決於你所處的狀態或模式。如果你受傷了，你應該把食物視為藥物。當你要做一些高強度的活動時，你會把食物看作是能量的提供者，還能幫助後續恢復。食物還可以增進睡眠。你對食物的感知是不斷變化的，但不可避免的是，你的身體會讓你知道它需要什麼，無論是能量、修復還是休息，而這取決於你的狀態。如果你能在「運動營養」和「心理健康」這兩種不同的心態模式之間自由切換，你就能創造出很好的平衡。

　　以運動營養的思維看待飲食，將有助於你重新看待吃東西這件事，還有食物進入體內對身體帶來的生理影響。當你為了健身目標而努力時，你會搭配特定的食物、飲品和補充品，以提高運動表現，你需要思考吃下去的食物，如何為你提供刺激和能量（無論是立即使用還是儲存備用）。當我坐下來吃東西時，我總是問自己：「這對我有什麼好處，為什麼我現在要吃它？」

　　有許多類型的營養組合可以供你在睡前食用，如礦物質與蛋白質，這將有助你進行修復，並在隔天發揮作用。

　　雖然抱持著運動營養的思維很好，但是當你和家人、朋友在一起，以及在更多的社交場合裡，你也要能夠暫時脫離這種心態。想著：「好吧，那是我的運動營養，但現在是一個社交場合，我正在透過更寬鬆的營養和我關心的人在一起，而他們現在並不需要嚴格控制飲食」，這麼想可能會有所幫助。如果你能在需要時輕鬆地從一種心態轉換到另一

種，你與食物間的關係就會更健康，也會提供自己實現健康和營養目標的最佳機會。

剝奪可以摧毀一切

沒有什麼比嚴格執行營養計畫更讓人痛苦的（我試圖避免在這裡使用「飲食」這個詞，因為我非常不喜歡它）。這在身體和精神上都是無法維持的，而且這對你周圍的每個人來說也同樣可怕，因為他們不得不忍受你不斷變化的情緒。很多人在營養方面犯下的最大錯誤就是過於極端，以及剝奪了你的身體習慣的食物種類。

根據我的經驗，如果你試圖切斷整個食物種類或開始跳過幾餐不吃，這對大腦來說是很瘋狂的事情。你讓自己挨餓時，身體和大腦對極端情況反應不佳，就會開始反抗你。如果你太限制自己的營養，你肯定會不開心，因此你也無法維持這樣一個死板僵硬的計畫。

如果你告訴自己你不能吃某種特定的食物，你就會一直想著並渴望那種食物。從心理上來看，我認為每種食物都可以出現在餐桌上，並且你可以隨時隨地享受任何自己想要吃的食物是非常重要的一件事。選擇是必要的，但是你需要挑戰自己，透過做出明智的決定來保持控制。當你執行節食，最終將以失敗收場，因為你無法將卡路里減少到零，這樣做永遠不會帶來快樂、健康的生活。

所有與我合作過的演員都和營養維持著健康的關係，因為我會請廚師加入，一同幫助大家，像是莎拉・薩登（Sarah Sugden），就會為演員們在片場準備食物。我不執行限制性與剝奪的飲食。剝奪不僅會傷害你的身心健康，它還會破壞你的新陳代謝並阻礙你的訓練成效。

千萬不要為了達到審美標準而採取剝奪這種方式。身體會從某個地方去尋找能量，以便為你想要的訓練表現提供燃料，它將開始進行分解代謝，使用肌肉組織作為能量，這意味著它正在減少你辛苦得來的成果。這就是為什麼如果你使自己處在營養被剝奪的狀態下，你就得不到你想要的訓練成效。

你絕對不希望你的身體進入關機或休克狀態。如果身體感覺它好像被剝奪了，它總是會在燃燒脂肪之前先燃燒肌肉組織。

這就是為什麼如果想要達到持續燃脂，將身體置於一個舒適圈反而會更有利的原因。始終與你的身體一起並肩作戰，而不是對抗它。如果你剝奪自己的營養，你可能看起來更瘦、可能仍然擁有相同比例的身體脂肪（因為減少的是你的肌肉組織），但從長遠來看，這將降低你的新陳代謝。

簡單來說，如果你是透過訓練成效而不是營養剝奪來讓熱量輸出超過輸入，你將獲得你的運動收益。你需要確定你的最佳範圍在哪裡，這樣你就不會被剝奪必須的營養。對於運動員來說，營養是關於消耗，而不是關於限制。

限制性營養會造成許多不好的後果。舉例來說，如果一名女性剝奪了她在日常生活中所需要的營養，她的月經可能會停止，而且還可能導致脫髮、指甲脆弱、皮膚變差和過早衰老。為了達成自己的審美標準，這代價實在太高了。記得永遠著眼於大局，永遠關注自己整體、長期的健康。

如果你把自己放在一個限制性的營養計畫中，你最終會感到缺乏能量並使疾病和傷害更容易發生。如果你沒有藉由良好的營養支持來讓自己處於最佳的平衡狀態，你的肌肉或結締組織就會更容易受傷。如果你是一位演員，因受傷或生病而損失的任何一天都會讓拍攝日程帶來調度

和財務方面的問題。即使你不在電影業，你也不會想要為了提升自己的身材而透過限制性營養來增加生病或受傷的風險。

與其專注於你要從飲食中減少的東西，不如想想你能改變什麼和添加什麼，比如增加更多天然食物而不是加工食品。對我來說，比較正面的方式是引入各式各樣的優質食物。無論你做什麼，都不要採取限制性的方法並強加到其他人身上。不要因為需要特別準備你能吃的食物，而成為沒有人願意邀請你到他們家的人。請記住，每個人與食物的關係都是不同的，不要期望其他人會想遵循與你相同的營養計畫。永遠保持飲食的靈活性。

主題日

在整個《007：生死交戰》的拍攝過程中，丹尼爾‧克雷格和我會在週一吃素（Vegetarian），週二吃魚素（Pescatarian），週三吃純素（Vegan），週四吃白肉，週五吃紅肉。週末將根據社交和家庭時間來安排。主題日背後的想法是，你要設定每天的參數，而不是過於限制，此外，還允許一些變化，當你選好的主題中有如此多的選擇時，你不應該堅持一直吃同樣的東西。

在幫伍迪‧哈里遜準備拍攝《星際大戰》期間，受到他的影響，讓我更常食用植物性食物。伍迪是一個生素食主義者（raw vegan），看到他有那麼多的精力，實在是令人難以置信。我認為我們都可以多多嘗試這樣的飲食方式，現在有許多高性能的植物性食品，不僅能帶來營養，也對運動表現有所幫助。然而，這並不代表你必須捨棄整個食物種類（當然，除非你這樣做是出於環保、健康或僅僅只是口味）。我們都

可以吃更多的植物，但不用把自己貼上素食主義者或純素食主義者的標籤。每種食物都吃是很好的事情，因為這樣你可以擁有平衡的飲食。如果你真的想為自己取個稱號，你可以稱自己為「彈性素食主義者（flexitarian）」。

我知道很多教練會建議你在週末進行「欺騙日」，但是我建議將其改名為「選擇日」，因為如果你想著「欺騙」，似乎是變相鼓勵你過分偏離計畫。通常在週末「選擇日」過後，週一又回到了純素食或素食主題日，這有助於讓你重新回到計畫中。根據我的經驗，當你重新開始一週的工作，你的身體也會進行重置並重新啟動其系統。

我發現大腦很容易記住主題日，如果你某天外出且很忙碌，不得不在路上吃東西時，它就會自動幫你過濾食物。但記得保持彈性，不要對自己太嚴苛，除非周圍有完美的環境和條件，否則不太可能永遠堅持著當天的主題。很可能某一天本來應該是你的魚素食主題日，但是你能找到的食物只有紅肉，這並沒有關係，因為有了主題日，你就可以靈活地互換食物。你可以把兩個主題日互換，你仍然在一週內進行每個主題日一次。堅持這五種主題條件會比起堅持很難改變的膳食計畫容易許多。在這些主題中，你還需要檢視你的「巨量營養素」，衡量你的熱量中來自蛋白質、碳水化合物或優質脂肪的百分比。百分比取決於你的目標和你試圖讓身體進入的模式。如果你是要建造肌肉組織，那就必須增加蛋白質的攝取；反之，若你想要更多的能量，則要增加碳水化合物的百分比。

建構優質蛋白質模式

　　在最初的幾週裡，要確保克里斯・伊凡在為《美國隊長》進行鍛鍊時有攝入適量的營養並不容易。我一開始認識他時，十二英吋的肉丸潛艇堡是他的最愛，克里斯需要四處跑來跑去，所以他經常是手邊有什麼食物就吃什麼。不過，很快地，他就開始攝取必要的營養以加強鍛鍊的效果並改善其健康。我的挑戰之一是讓他攝取足夠的蛋白質來增加肌肉質量，同時阻止他將多餘的卡路里或能量儲存為脂肪。在規定的兩餐之間，克里斯喝了能快速作用的蛋白飲以幫助恢復，再加上緩慢作用的睡前蛋白飲，然後食用水果、堅果和種籽作為零食。

　　蛋白質是修復受損肌肉組織的關鍵。肌肉能夠生長、適應和變得更強壯等，都來自於蛋白質。在這個過程中，你根本不可能處於卡路里不足（你消耗的卡路里多過你所攝取的）的狀態。

　　把肌肉組織想像成一個燃燒熱量的引擎。每一磅肌肉每天需要大約三十大卡才能運作。假設你增加了五磅的肌肉，你每天會額外消耗一百五十大卡的熱量來作為燃料。與此同時，脂肪不需要任何卡路里來運作，它只是坐在那裡，什麼也不做，它不負責任何身體功能，像是肌力和動作，它的唯一作用是提供儲存的能量。

燃燒碳水化合物

關於營養的最大誤解之一是，如果你想進入卡路里赤字並燃燒脂肪和減重，你就需要採取高蛋白計畫。在我看來，赤字就是赤字，可以透過健康、平衡的巨量營養素分析來達到此目標。每天監控自己並瞭解自己的感受是很好的，如果你缺乏能量，就增加碳水化合物和必須脂肪。根據我的經驗，你應該多吃碳水化合物，雖然大多數人會說相反的話，但我並不在乎，因為這是我為我的客戶們取得成果的方法。

如果你覺得身體好像在瓦解而不是在修復，請適度加入蛋白質。我們都有不同的口味和偏好，聽從你的身體，給予它需要的東西，永遠不要感到內疚並保持控制。舉例來說，你的巨量營養素分析可能是百分之九十的碳水化合物加上百分之十的蛋白質和脂肪，但是如果你仍然處於赤字狀態，那麼你的身體仍然必須找到像是脂肪的能量來源。當你照著這樣的方式時，也將幫助你減少體脂肪。

當你處於燃脂模式時，你需要更多能量來完成鍛鍊。我喜歡以更長、更穩定而且沒有休息的訓練方式，達到健康且持續的燃脂效果。當你的能量不足，注意力因缺乏碳水化合物而受到影響時，你如何進行這些鍛鍊呢？透過更多的輸出（活動）比透過限制輸入（減少卡路里）更有利於進入赤字，這將使你進入燃燒模式。然而，你必須小心一點，因為如果你熱量不足的狀態太超過，你就會受到影響，進入分解代謝的狀態，也就是身體開始燃燒肌肉組織作為能量（從而破壞你的新陳代謝）。因此，你需要恰到好處地維持平衡。

我總覺得當我把脂肪作為能量燃燒時，我的身體感覺最有效率。你應該也能感覺到身體是何時切換成燃脂模式的。

保持彈性

在你的主題日內，要注意你當天需要多少卡路里，隨時調整以維持你的訓練表現。無論我與丹尼爾是在攝影棚還是外景拍攝地，我都會掌握他當天被要求做些什麼。如果他需要拍攝特技場景，我就會增加卡路里；如果都是對話，不會有太多動作場面，我就會改變巨量營養素和卡路里（但不會剝奪他的營養）。當我與克里斯・伊凡一起為《美國隊長》做準備時，他每天攝取兩千五到三千大卡的熱量，但在沉重的舉重訓練日，我通常會多增加五百大卡的蛋白質來幫助他修復。

雖然我和專業廚師合作，來讓我的客戶能達到適切的營養，一般人沒有廚師的輔助下，也可以透過思考與安排你的每一天需要什麼，架構出自己的「工程營養」（engineered nutrition），透過不斷地調整營養攝取，使它適合你和你的一天。

大多數人都有一天吃三頓大餐的習慣，這可能使你感到腹脹和昏昏欲睡，還會使身體需要更長的時間來消化食物，這就是為什麼我鼓勵演員和你，不妨實行少量多餐，就像一天吃六頓早午餐一樣。

兩餐之間的休息時間愈短，你花在思考下次什麼時候吃飯的時間就愈少，你也不太可能去吃不健康的零食。在心理上，你會很高興知道自己很快就能再次進食。一天吃六頓小餐所帶來的能量提升和心理益處是顯而易見的。

我是一個現實主義者，我能理解這對你來說，可能比有專人幫你打理快速有效率的餐點更難，但我仍然認為一天六頓早午餐對任何人來說都是可以實現的。只要你想做，生活中的任何事情都是可能的，但你必須要有條不紊。身體喜歡模式和常規，所以一旦你設計了一個模式，執行每二到三小時的「一日六餐早午餐計畫」，就會形成一個好習慣。

保持腸道健康

在《007：生死交戰》片場中的大多數早晨，丹尼爾和我都會吃一頓均衡的早餐：黑麥吐司、水煮荷包蛋、酪梨、羽衣甘藍和德國酸菜。這與我第一次見到他時，看到他在片場吃的早餐截然不同，當時他從拖車裡走出來，吃的是培根三明治。

作為一種天然益生菌，德國酸菜有助於改善腸道健康。你可以把最好的食物放進你的身體，但如果你沒有良好的腸道健康來進行有效的分解、吸收和分配，那就毫無意義。你將無法從你高品質的食物中獲得最佳訓練表現。根據我的經驗，只要你精力充沛且睡眠良好，就代表自己的腸道和身體都很健康，精力和睡眠這兩項永遠都是身體是否處於平衡的指標。

人們總是談論攝取的食物要「乾淨」，並排除所有加工食品。在我看來，你不會希望吃得太乾淨，因為這樣有可能影響到腸道的運作。如果你吃得太乾淨，而且沒有混合食物種類，你的身體可能會決定它不再需要腸道中的某些細菌，並停止製造它們。我的理論是，如果你不使用它，你就會失去它，所以要確保你的身體總是按照它所設計的方向去執行功能。除了德國酸菜之外，我還推薦克菲爾優酪乳（kefir），它是一種發酵的優格，可以提供良好的腸道健康。任何富含益生菌的食物，甚至是活性補充來源都可以幫助你保持健康的腸道。

創造一個抗發炎的環境

當你努力訓練時，你會希望你的身體進入一種抗發炎的狀態，這就是為什麼我鼓勵演員每天服用一小杯的薑黃或生薑。薑黃和生薑是很好的天然抗發炎食物，可以幫助身體減少毒性和發炎。

在訓練時，身體會不斷進行破壞、重建的過程，並且會逐漸適應和強化，在這過程裡也會導致身體發炎，但你可能不會意識到這一點。每天喝一小杯的薑黃或一杯薑黃茶，就能使自己進入抗發炎的狀態，減少發炎反應。我也喜歡喝一小杯的小麥草汁，因為它能提供能量和天然的治癒力，或是喝一小杯的檸檬和生薑，以提高免疫系統。

抗發炎的薑黃滋補飲料

試試這款抗發炎的薑黃滋補飲料，這是主廚莎拉・薩登（Sarah Sugden）所設計的食譜。

食材：

- 6 段新鮮薑黃根，每段大約 2.5 公分長
- 3 段新鮮生薑
- 2 顆檸檬或柳橙汁
- 2 大匙麥盧卡蜂蜜或生蜂蜜
- 3 小撮黑胡椒粉

作法：

❶ 清洗或擦去薑黃和生薑上的汙垢，但要保留兩者的外皮。

2️⃣ 將所有原料放入攪拌機中，攪拌至滑順。

3️⃣ 使用過濾袋或細篩子過濾。

4️⃣ 可以直接飲用，或者在一杯熱開水中加入四分之三湯匙泡成一杯熱茶。

5️⃣ 若要製成清爽補水的滋補飲，你可以加入氣泡水、冰塊和新鮮薄荷葉。想要促進新陳代謝，可以加一小撮辣椒；想要改善血液循環，可以加入一點肉桂粉。

吃東西時，會因為食物的味道、氣味和外觀，引發身體各種情緒和化學反應。這就是為什麼食物的擺盤如此重要，如果它看起來不錯，就會讓你感覺良好。食物不一定是平淡無奇的，如果食物在你的盤子裡看起來讓人很有食慾，它就會鼓勵你與食物建立健康的關係。俗話說的好：「視覺永遠搶先在味蕾之前。

鍛鍊前和鍛鍊後的增強

丹尼爾·克雷格和我喜歡在健身前喝杯濃縮咖啡，我建議你也可以這樣做（如果你也喜歡喝咖啡的話）。我發現在開始訓練之前，一杯濃縮咖啡是最好的刺激，因為你可以藉由咖啡因來提神，而且味道和氣味也很棒。這是一種理想的方式，向你和你的感官發出即將開始鍛鍊的訊號。在與朋友一起鍛鍊前喝杯濃縮咖啡又更好了，因為順便將社交活動融入你健身計畫裡，同時也給你們時間討論即將進行的訓練是什麼。

濃縮咖啡中的卡路里也是零，所以我相信它比富含精製糖的運動飲料或能量飲料好得多。如果你喜歡在訓練前喝含糖飲料，而且覺得對自

已很有幫助，那也沒關係的，只是攝取糖類會對健康造成影響，或許你可以考慮改喝咖啡。

在松林製片廠鍛鍊完後，丹尼爾和我從健身房走出來準備工作時，會喝一杯以堅果奶、蛋白質和蔬菜製作而成的植物蛋白飲。在我看來，這杯蛋白飲可以為片場的一天定下基調，這時丹尼爾會將攝取的營養視為一種訓練增強劑，而不是社交場合所吃的東西。

丹尼爾的訓練後蛋白飲

丹尼爾在《007：生死交戰》拍攝期間，總是在訓練後飲用植物蛋白飲，是主廚莎拉·薩登所設計的配方。

食材：

- 1 根香蕉
- 1 勺植物蛋白粉（豌豆 / 糙米蛋白）
- 2 大把新鮮菠菜
- 1 杯植物奶（燕麥、杏仁、大麻）
- 大麻籽（hemp seeds）、枸杞和奇亞籽各 1 大匙
- 1 茶匙有機瑪卡根粉（maca root powder）
- 少許肉桂

作法很簡單，只要將所有材料與一些冰塊都放入攪拌機裡，均勻混合即可。如果想要降低碳水化合物含量，可以省略香蕉或只用一半（在冰箱冷凍庫裡放一袋去皮香蕉片，以備不時之需）。如果你喜歡不含乳脂的飲料，可以用椰子水代替植物奶。在選擇植物蛋白粉時，要尋找成

分單純、簡單的，如果你喜歡更甜一點的味道，可以選擇含有甜葉菊或香草的產品。為了獲得額外的營養，可以添加一勺你最喜歡的超級蔬菜混合粉，其中可能包含小麥草、螺旋藻（spirulina）和大麥草。

飲用時間也是關鍵。在可能的情況下，你應該嘗試在完成鍛鍊後的二十至三十分鐘內飲用此蛋白飲，因為這時身體最容易接受補充營養。在這個鍛鍊後的期間，你身體裡的細胞正在積極尋找接收和儲存營養能量，以供日後使用。我想，你今天的能量會反映出你昨日儲存的能量。

我更喜歡植物性蛋白質，如豌豆和大麻籽，因為它們的化學物質更少，感覺對腸道更好。我相信它們更容易被分解和分配，感覺更自然、更有營養。你不僅僅是在給身體補充營養，你也在給精神補充營養。這些總是預先準備好並保存在健身房冰箱裡的蛋白飲，變成我們早晨儀式的一個重要部分。

找到適合自己的方式

身體會告訴你它想要什麼。如果你對身體內部所發生的事情有一定的理解，你就能更輕易地閱讀這些訊號。身體會使用一種有趣的方式來告訴你它何時需要什麼東西，可能是咖啡因、糖、蛋白質、碳水化合物或最重要的水。我相信你需要學習不要對這些訊號產生太過強烈的反應，而是要進行預防。如果你知道你的精力一般在上午十一點左右開始下降，那就要採取預防措施，在半小時前先吃點或喝點東西。

當我們開始健身之旅時，我們經常優先考慮輸出和我們計畫做的事情，然而實際上我們的重點應該也要同時放在輸入和恢復。你放入體內的東西決定了你從中得到什麼。當你覺得自己在進步時，你可以問自己

如何才能看起來和感覺更健康。你自然會開始告訴自己減少精製糖的攝取，並針對營養計畫調整其他日常習慣。小改變總會變成大收穫。

　　最終，你會發現什麼對你有用，重要的是，你會培養你自己與營養的關係。我所給予的建議你不用照單全收，而是挑選適合自己的方式，並找到一條自己可以遵循且持續的道路。根據我的經驗，當人們自己做出決定後，他們更會順從，也更有可能做出健康的選擇。

　　最後，健身時搭配的營養是非常簡單的。其實就是關於動機和找到適合你的東西，而且可以長期持續，這也與你喜歡什麼、什麼會讓你快樂有關。

第十四章

保持水分充足

　　水是生命之源，它是最強大的治療者和最好的能量提供者。因此，確保適當補充水分是非常重要的事，而且不僅是在運動的時候，鍛鍊前後也是如此。水幾乎可以調節你體內的一切，從體溫、器官功能到向體內細胞運送營養。

　　雖然水是最單純的補水方式，但是牛奶、茶、咖啡和軟性飲料都是由百分之八十五以上的水組成的，因此也可以構成你總液體攝取量的一部分。我對我的客戶喝咖啡和偶爾喝杯酒的態度是很寬鬆的，只要他們也有飲用足夠的水就好，必須在補水和刺激性飲品之間找到適當的平衡。如果你熱愛喝咖啡，試著模仿義大利人，在喝濃縮咖啡的同時喝一杯水，這杯水有助於淨化你的味覺，使你能品嚐到咖啡的味道，還能防止你脫水。

　　我建議你養成起床就先喝杯水的習慣，我也會建議你在睡覺前喝些水，但是不要太多，避免在半夜醒來。

　　你應該要隨身帶著水瓶，並嘗試整天保持飲水。你不應該一次喝太多水，以免水在腸胃中晃盪，影響消化，而是啜飲少量，分散在一天之中。如果你平常喝水量總是不太夠，請慢慢增加攝取量，讓身體習慣補充水分，你很快就會感覺並看到不同之處，像是更健康的皮膚、更明亮的眼睛和更好的整體健康狀況。

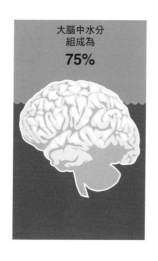
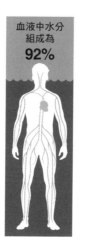
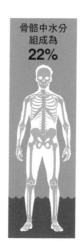
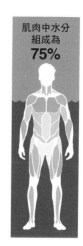

大腦中水分組成為 **75%**

血液中水分組成為 **92%**

骨骼中水分組成為 **22%**

肌肉中水分組成為 **75%**

　　如果你想要，也可以在水中加入電解質發泡錠，其中含有電解質和關鍵礦物質。在炎熱潮濕的環境中，或者當你進行長時間的艱苦訓練時，身體的出汗量會比正常情況下更多，補充電解質又變得更加重要。

　　雖然我的客戶在與我一起訓練時瞭解補水的重要性，不過我喜歡他們在訓練交替之間啜飲，而不要安排長時間的飲水休息。在健身房中最好避免花上幾分鐘於飲水機旁閒晃，以免為了補充水分，失去了強度，心跳速率也在下降，同時浪費了寶貴的健身時間。

　　身體的口渴訊號，透過脊髓傳送到大腦，與飢餓的訊號非常相似，當你感到有飢餓的訊號，有可能是大腦想告訴你你口渴了，但是你把它誤解為飢餓的感覺。先喝杯水，看看這種感覺是否消失了，也許你根本就不餓。

歸根究柢是準備工作

在傑克‧葛倫霍抵達撒哈拉沙漠拍攝《波斯王子》的兩週前，我就要求他開始增加飲水量並增加電解質。如果你即將在一個炎熱的國家參加大型活動或旅行，而且你知道你將在嚴苛的條件下工作，那麼你應該提前兩個星期開始你的補水方案。一旦你到了那裡，你不能期望身體可以立即調適，如果你確實感到脫水，那已經太晚了，此時要解決你的補水問題會非常困難。

這就是為什麼事先準備真的是最能讓你免於脫水的關鍵。你必須讓你的身體有時間適應喝更多的水，以及吸收你服用的補充劑中的鹽分和礦物質。你要讓你的身體儲存它所需要的東西，以便之後可以使用。

結語

現在的你，應該已經閱讀完這本書，並且讓鍛鍊成為日常的一部分了。我希望你感受到自己已經和我的許多客戶一樣，擁有很好的狀態。我相信丹尼爾‧克雷格從詹姆士‧龐德的訓練過程中學習到很多東西，並發現了自己喜歡和不喜歡哪些鍛鍊和日常習慣，我想他應該也很高興自己不用再做某些以前需要做的事情。我知道他會繼續保持他的健身習慣，因為那些經過眾人考驗的健身方式，已經成為他鍛鍊的一部分，而將他打造成龐德的那些訓練，也成為一個可以提供大家參考的健身工具，我希望你現在也可以好好的運用這本書。

我相信在為龐德做準備的過程中，有一些要素是丹尼爾永遠不會忘記的。現在他已經完成了這個角色，理論上他可以把一些特定的健身內容放到一邊，做他喜歡的就好，但是我不認為他會有這樣的心態。我想那些計畫中所包含的強大要素可能在某種程度上已經深入他的生活方式裡了，從訓練和恢復到營養，即使他不工作，健身和健康也成為他一天中很自然的一部分。我喜歡丹尼爾一直擁有這種聰明的健身心態。

我的方法已經幫助很多世界頂級的動作演員變成運動員，我希望這本書同樣能啟發你，讓你可以重新啟動身體。我會鼓勵你盡可能多去嘗試書中你覺得能進行的訓練，並利用這些技巧和建議實現自己的目標。

也許你在不同的日子裡需要不同的訓練靈感，這取決於你的感受以及你在健身之旅中所處的階段。也許今天你有心情從事蕾雅‧瑟杜的訓練，而明天你會想像布蕾克‧萊芙莉那樣訓練，又或者你發現想要在克里斯‧普瑞特和約翰‧波耶的兩種訓練法之間交替進行，請隨心所欲地

混合和搭配。這應該是一本當你正在尋找如何進行某些訓練時的指南，也是一本當你需要一些動力時，可以反覆閱讀的書籍。

　　這些年在電影業中的工作，讓我實現了一些令人難以置信的身體改造，我對運動表現勝過美感的信念比以往任何時候都更加強烈。正如我在整本書中所說的，健身是一種感覺，它是關於感覺你的身體正在與你合作，而不是對抗你，你正在優雅地變老，並且不會讓你的身體健康半途而廢。我覺得明智的健身方法是更健康生活的關鍵，我們需要以一種有趣的、令人振奮的、和有意義的方式來進行訓練。我們需要瞭解我們的身體如何運作，知道什麼時候該督促它，什麼時候該讓它恢復。

　　如果沒有看見立竿見影的效果，也請不要責難自己。善待自己，投入鍛鍊，正向的變化將隨之而來。我認為本書帶給讀者最重要的訊息之一是：你必須找到適合自己的方法。這不僅是最可持續的終身健身途徑，而且也是最明智的。像孩子一樣訓練，傾聽你的身體，最重要的是享受它！

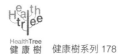

HealthTree
健 康 樹　健康樹系列 178

好萊塢頂尖教練的 5-2 鍛鍊計畫
Intelligent Fitness：The Smart Way to Reboot Your Body and Get in Shape

作　　　　者	西門・瓦特森Simon Waterson
譯　　　　者	陳莉淋
影 片 翻 譯	林子甯
封 面 設 計	張天薪
版 型 設 計	變設計－Ada
內 文 排 版	許貴華
行 銷 企 劃	蔡雨庭・黃安汝
出版一部總編輯	紀欣怡

出　 版　 者	采實文化事業股份有限公司
業 務 發 行	張世明・林踏欣・林坤蓉・王貞玉
國 際 版 權	鄒欣穎・施維真・王盈潔
印 務 採 購	曾玉霞
會 計 行 政	李韶婉・許俶瑀・張婕莛
法 律 顧 問	第一國際法律事務所　余淑杏律師
電 子 信 箱	acme@acmebook.com.tw
采 實 官 網	www.acmebook.com.tw
采 實 臉 書	www.facebook.com/acmebook01

I　S　B　N	978-626-349-338-4
定　　　　價	460元
初 版 一 刷	2023年7月
劃 撥 帳 號	50148859
劃 撥 戶 名	采實文化事業股份有限公司
	104台北市中山區南京東路二段95號9樓
	電話：(02)2511-9798　傳真：(02)2571-3298

國家圖書館出版品預行編目資料

好萊塢頂尖教練的 5-2 鍛鍊計畫 / 西門 . 瓦特森 (Simon Waterson) 著 ; 陳莉淋譯 . -- 初版 . -- 臺北市 : 采實文化事業股份有限公司 , 2023.07

272 面 ; 17×23 公分 . -- (健康樹 ; 178)

譯自 : Intelligent fitness : the smart way to reboot your body and get in shape

ISBN 978-626-349-338-4(平裝)

1.CST: 健身運動 2.CST: 運動訓練

411.711　　　　　　　　　　　　　　　　　　　　　112008658

INTELLIGENT FITNESS © 2022 by SIMON WATERSON
Complex Chinese language edition published in agreement with David Luxton Associates
through The Artemis Agency.
Traditional Chinese edition copyright © 2023 by ACME Publishing Co., Ltd.
All rights reserved.
Designed and typeset by Design 23
Illustrations by Peter Liddiard
Cover photographs © Greg Williams

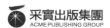

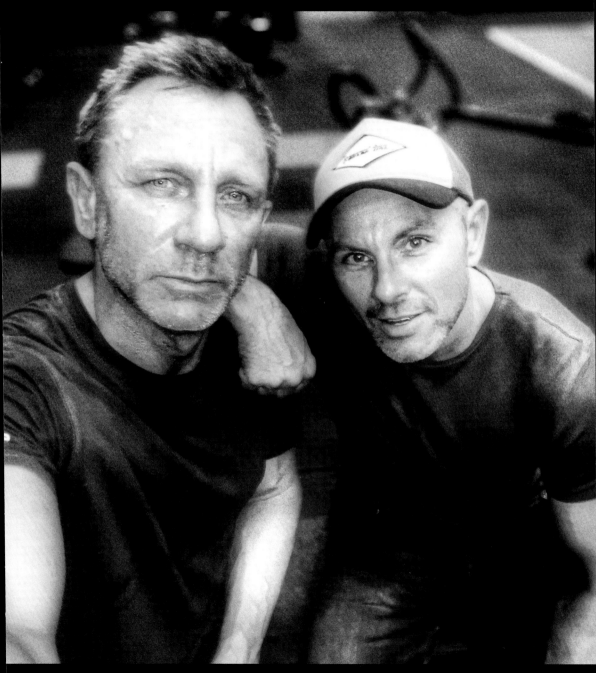

丹尼爾和我在松林製片廠的健身房裡。我們一直都是訓練夥伴，他為了準備《007：生死交戰》所做的每個訓練，我也都跟著做。

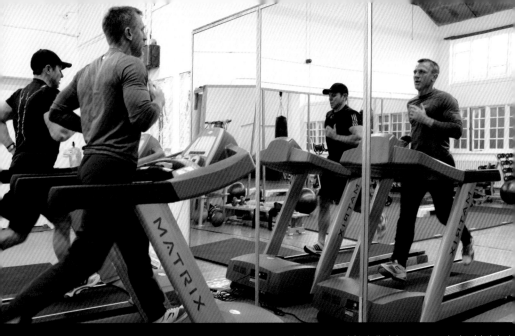

上圖 | 想要成為龐德,就代表需要不斷追逐與被追逐,所以我幫丹尼爾在松林製片廠的健身房裡打造一個有氧基地。這張照片是在準備《007:空降危機》時所拍攝的。

下圖 | 英國的天氣讓我們無法在室外的跑道上練習,只能在室內健身房裡進行短跑訓練。

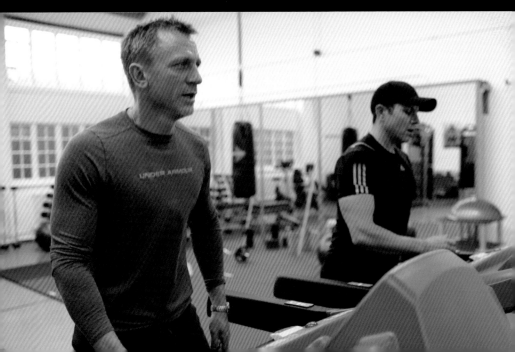

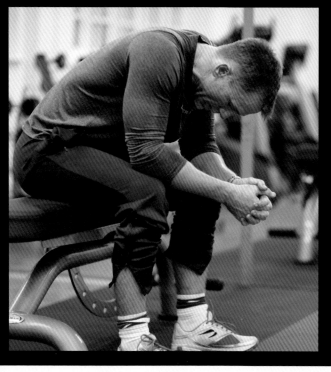

左圖

休息和恢復，是提升運動表現和能力的關鍵。

下圖

丹尼爾在《007首部曲：皇家夜總會》從水中起身的這一幕，成為這部電影的代表性鏡頭，也是他努力訓練的回報。

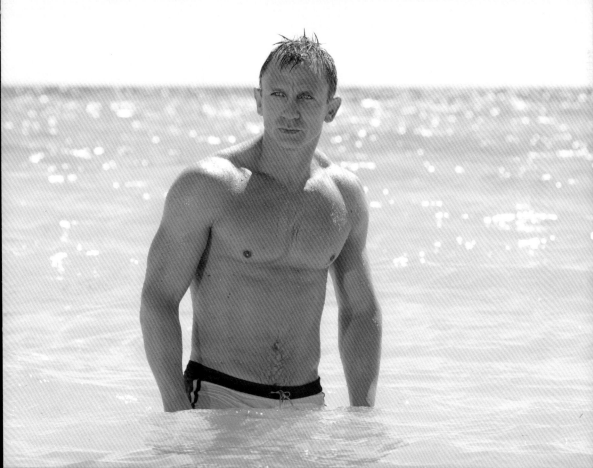

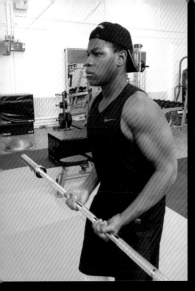
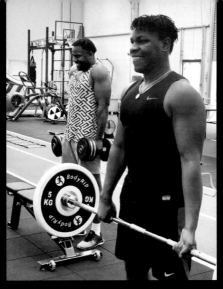
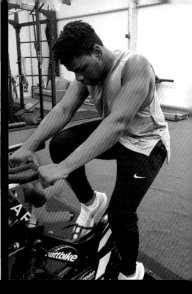

上圖｜約翰·波耶加為了《星際大戰》所做的訓練。他在這部片裡,需要像衝鋒隊一樣敏捷行動。

下圖｜約翰在《星際大戰:原力覺醒》中,與黛西·蕾德莉一起奮力逃亡的鏡頭,充分發揮了他平日所做的訓練。

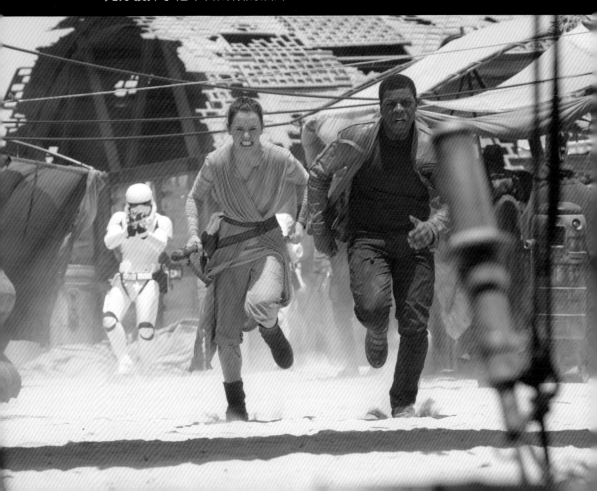

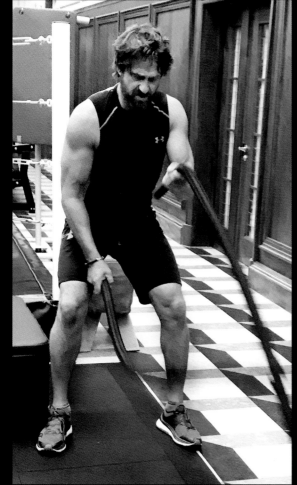

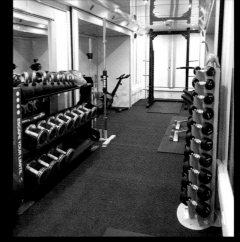

左　圖｜傑瑞德・巴特勒為了拍攝
　　　　《全面攻佔3：天使救援》
　　　　時，投入鍛鍊工作。

右上圖｜克里斯・普瑞特為了拍攝
　　　　《侏羅紀世界》進行鍛鍊
　　　　時，我特別為他設計打造
　　　　的健身房。

下　圖｜與Youtuber海莉・薩尼
　　　　（Hailey　Sani）在洛杉磯
　　　　拍攝《007：生死交戰》
　　　　的宣傳影片。

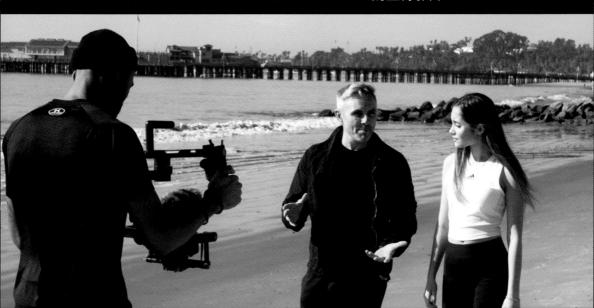

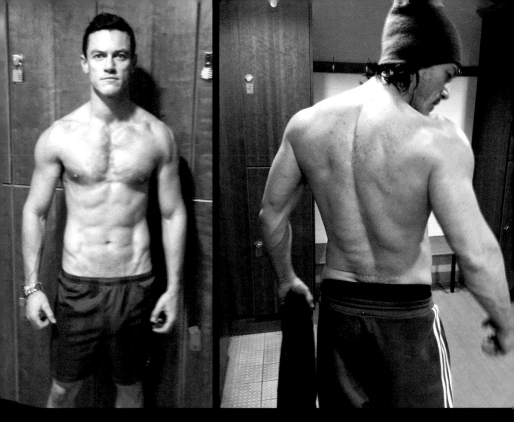

上圖 │ 路克·伊凡變身成吸血鬼德古拉。他的背必須看起來好像能飛一樣，因為他飾演的這個角色，原本背上有翅膀，只是被折斷了。

下圖 │ 威爾·史密斯在拍攝《阿拉丁》時，請我幫他規劃打造健身房，我在牆上放了一個大大的神燈圖飾，希望能為他帶來動力。

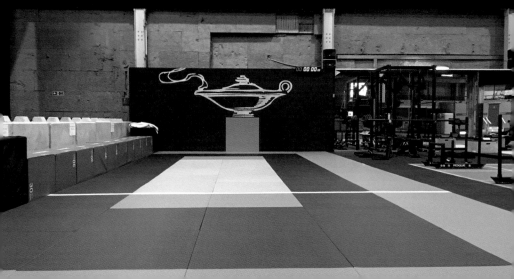

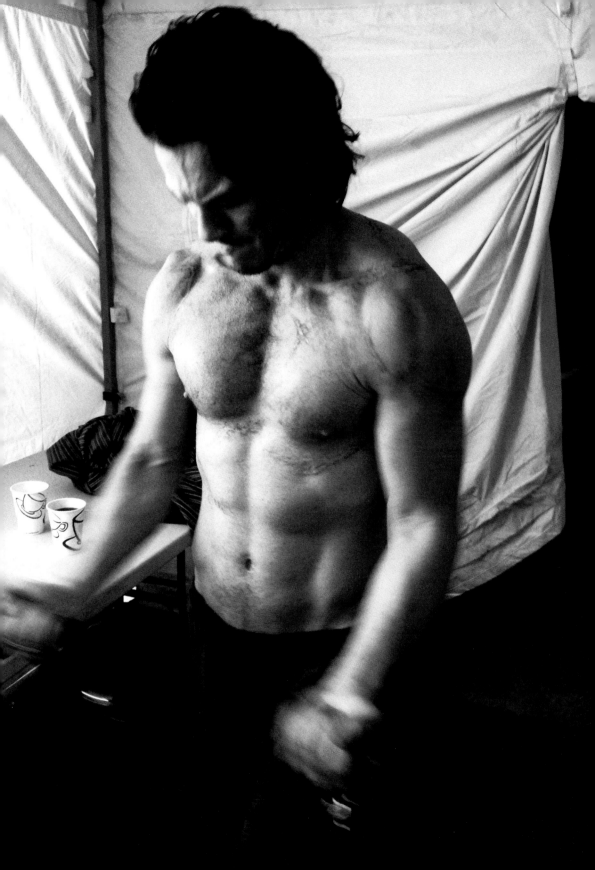

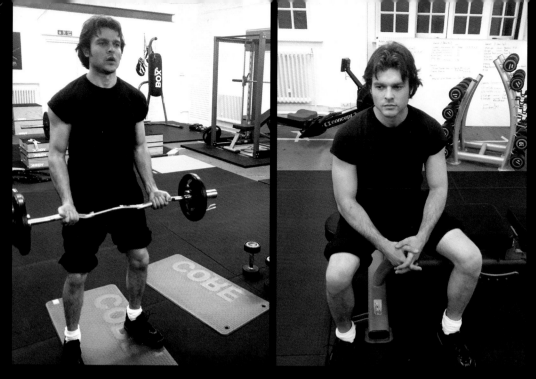

上圖│艾登・艾倫瑞克為了拍攝《星際大戰外傳：韓索羅》進行訓練。他試著把自己打造成接近哈里遜・福特的樣子，但這不是一件容易的事。

下圖│在飾演韓索羅這個角色時的樣子。

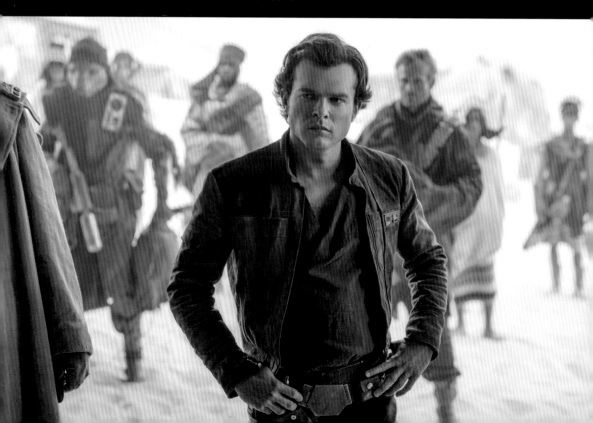

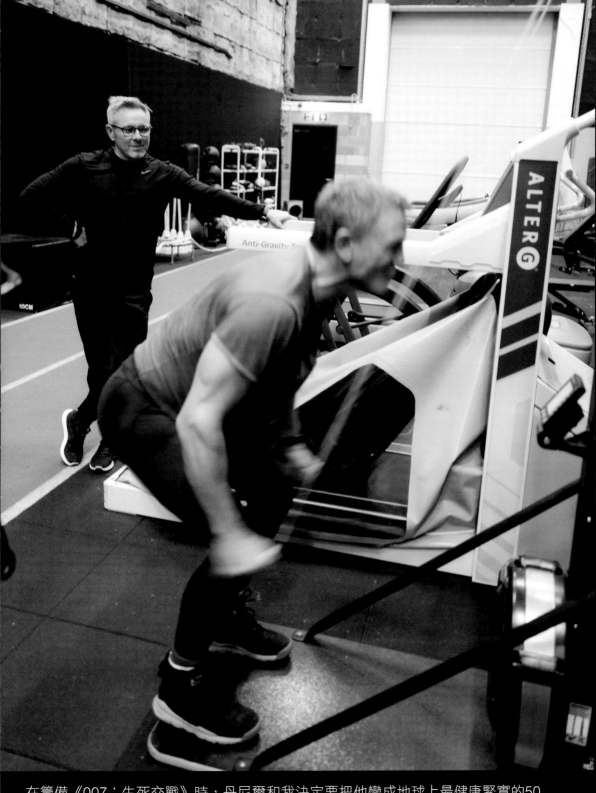

在籌備《007：生死交戰》時，丹尼爾和我決定要把他變成地球上最健康緊實的50歲男人。

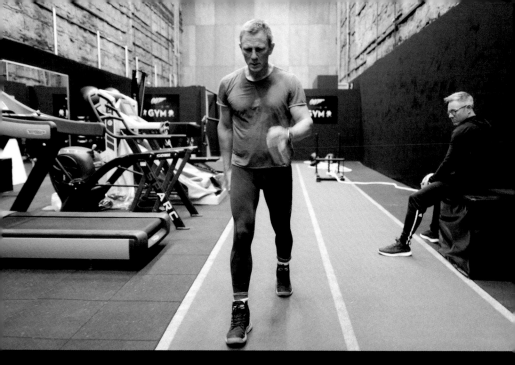

上圖｜保持堅強的心態與強壯的身體同樣重要。

下圖｜丹尼爾即使在腳傷期間，我們仍然維持著訓練。無法鍛鍊下半身時，就練上半身。

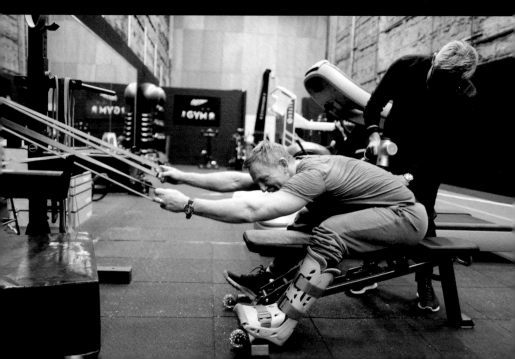

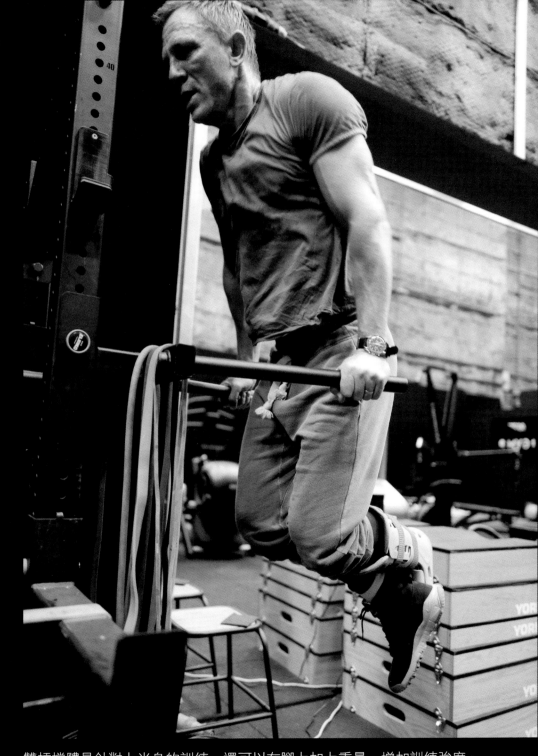

雙槓撐體是針對上半身的訓練，還可以在腳上加上重量，增加訓練強度。

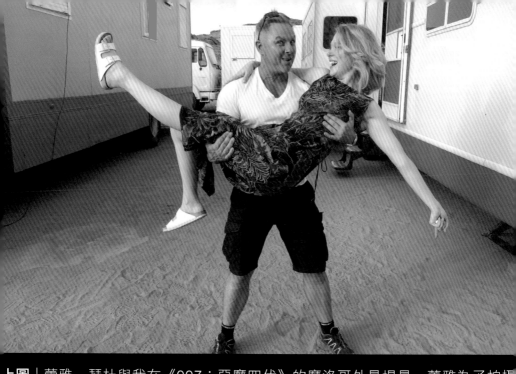

上圖｜蕾雅·瑟杜與我在《007：惡魔四伏》的摩洛哥外景場景。蕾雅為了拍攝《007：惡魔四伏》和《007：生死交戰》，非常投入在我為她安排的訓練計畫。

左下｜班奈狄克·康柏拜區正為了拍攝《奇異博士2：失控多重宇宙》做準備。

右下｜我發現幫助別人實現他們的健身目標，比追求我個人目標來得更有意義，只是我也必須努力追上。

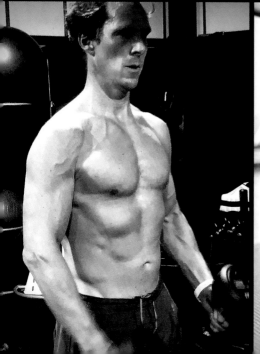

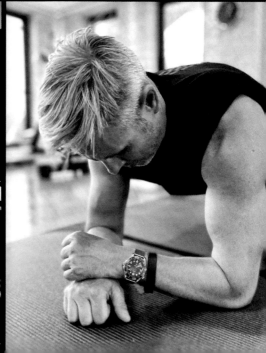

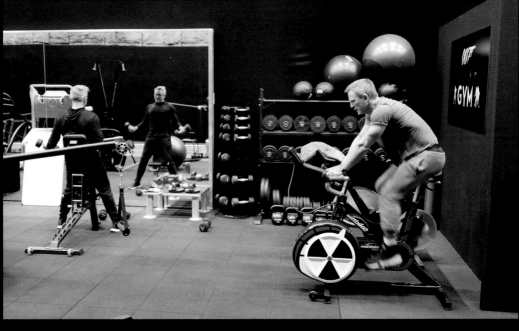

上圖｜丹尼爾和我在松林製片廠的健身房裡。牆上的007標誌是用來提醒著他，為什麼要如此努力鍛鍊的原因。

下圖｜在拍攝《007：生死交戰》時，訓練工作沒有因為丹尼爾的腳傷而暫停。

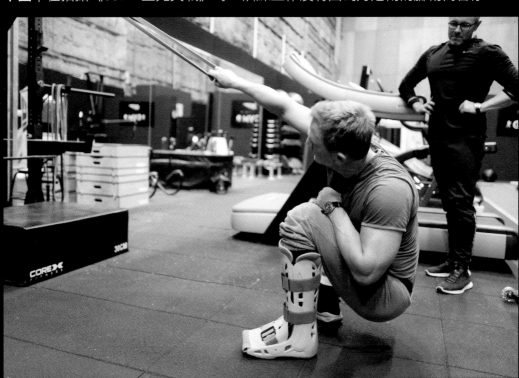

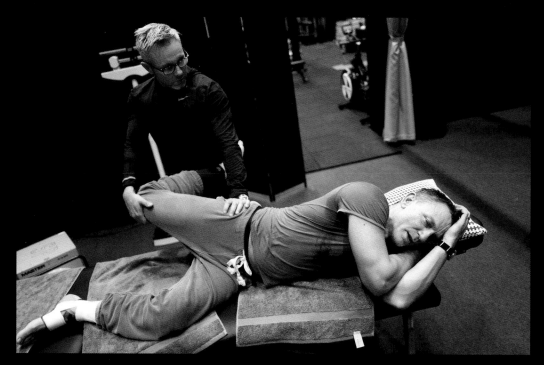

上圖 │ 在拍攝《007：生死交戰》時，幫丹尼爾進行伸展，在拍攝期間持續關注他的恢復狀態非常重要。

下圖 │ 在每一部龐德電影的訓練計畫中，拉伸是不可或缺的一部分。

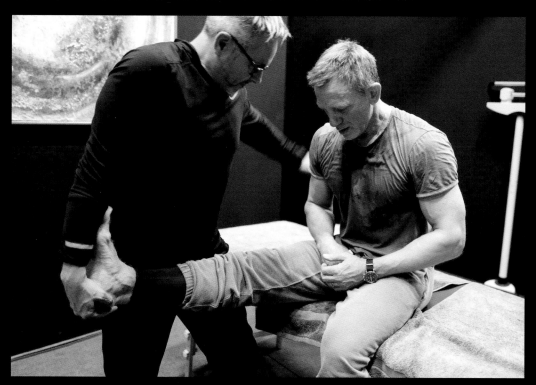

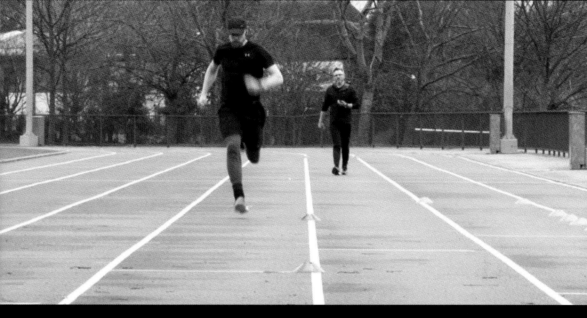

上圖 │ 湯姆．希德斯頓在為《金剛：骷髏島》做準備時，於倫敦的運動賽道上進行短跑訓練。

下圖 │ 湯姆訓練完進行伸展。

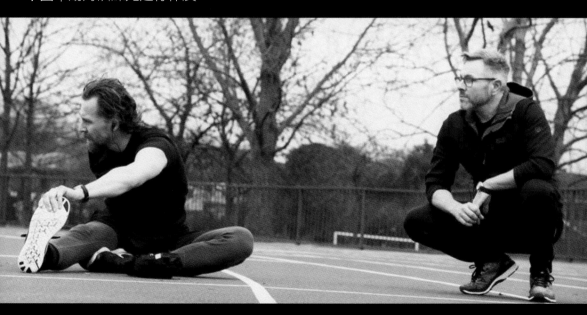

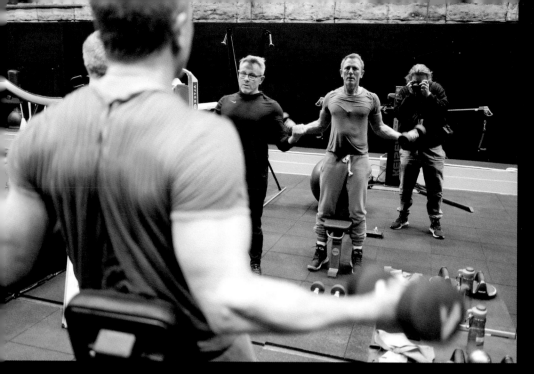

上圖 │ 這張照片將所有人都拍進去了。我、丹尼爾和攝影師格雷格·威廉姆斯，一同在打造龐德的健身房內。

下圖 │ 丹尼爾和我的角色互換中，我正在接受他的訓練指導。拍攝於2021年8月，《007：生死交戰》的首映會前幾週。

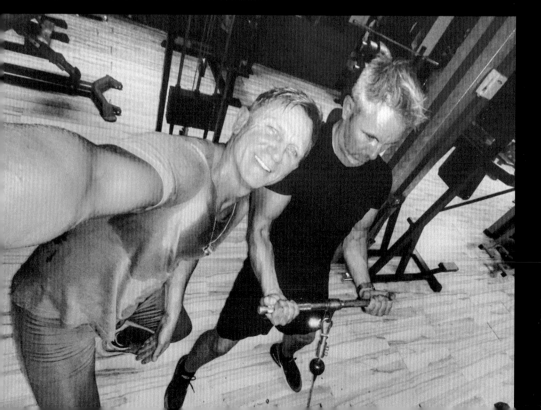